AF834498

Julia Trunzer

Natürlich Mama

Sanfte Aromatherapie für Schwangerschaft, Geburt und Babyzeit

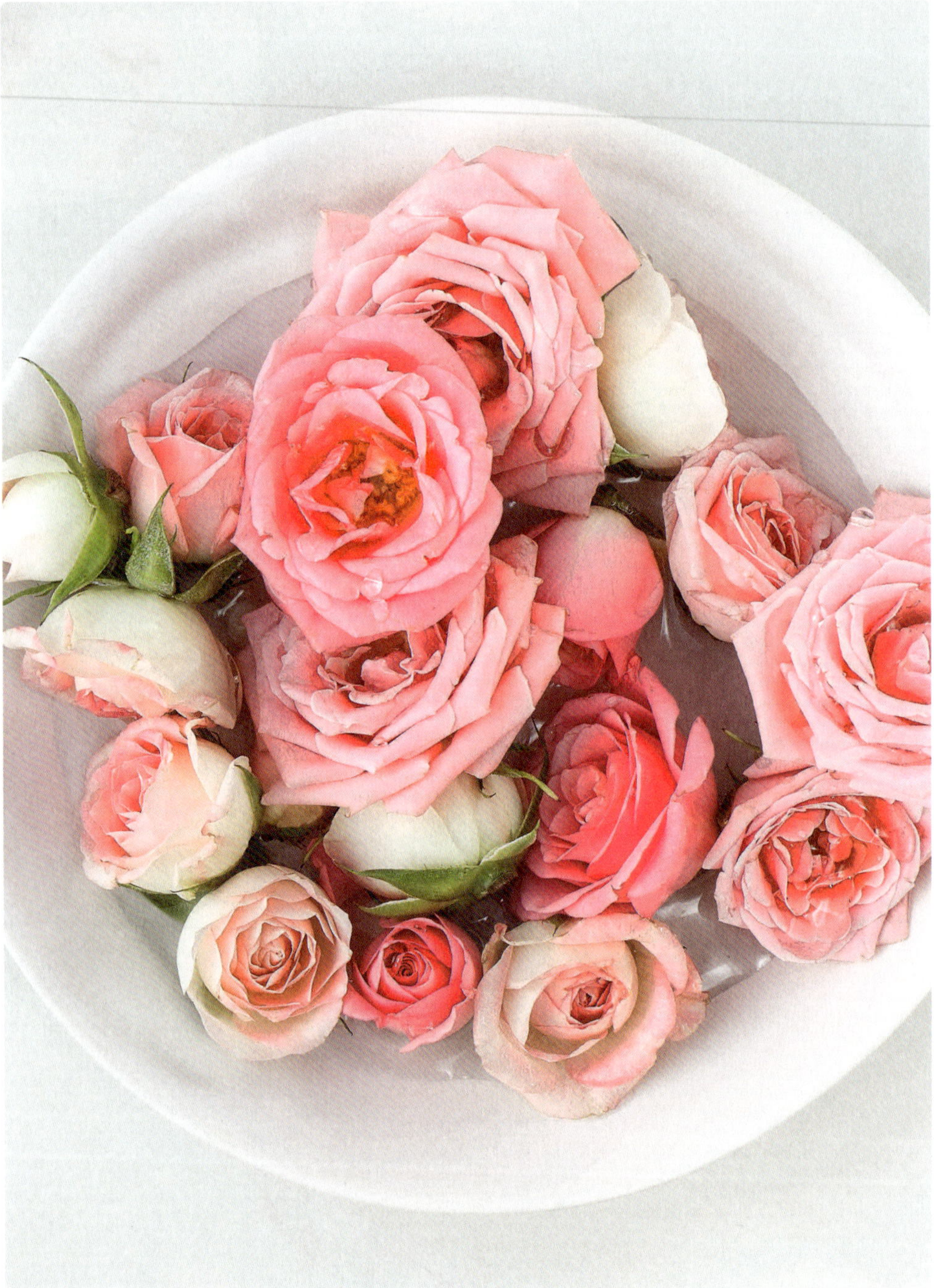

Julia Trunzer

Natürlich Mama

Sanfte Aromatherapie für Schwangerschaft, Geburt und Babyzeit

Inhalt

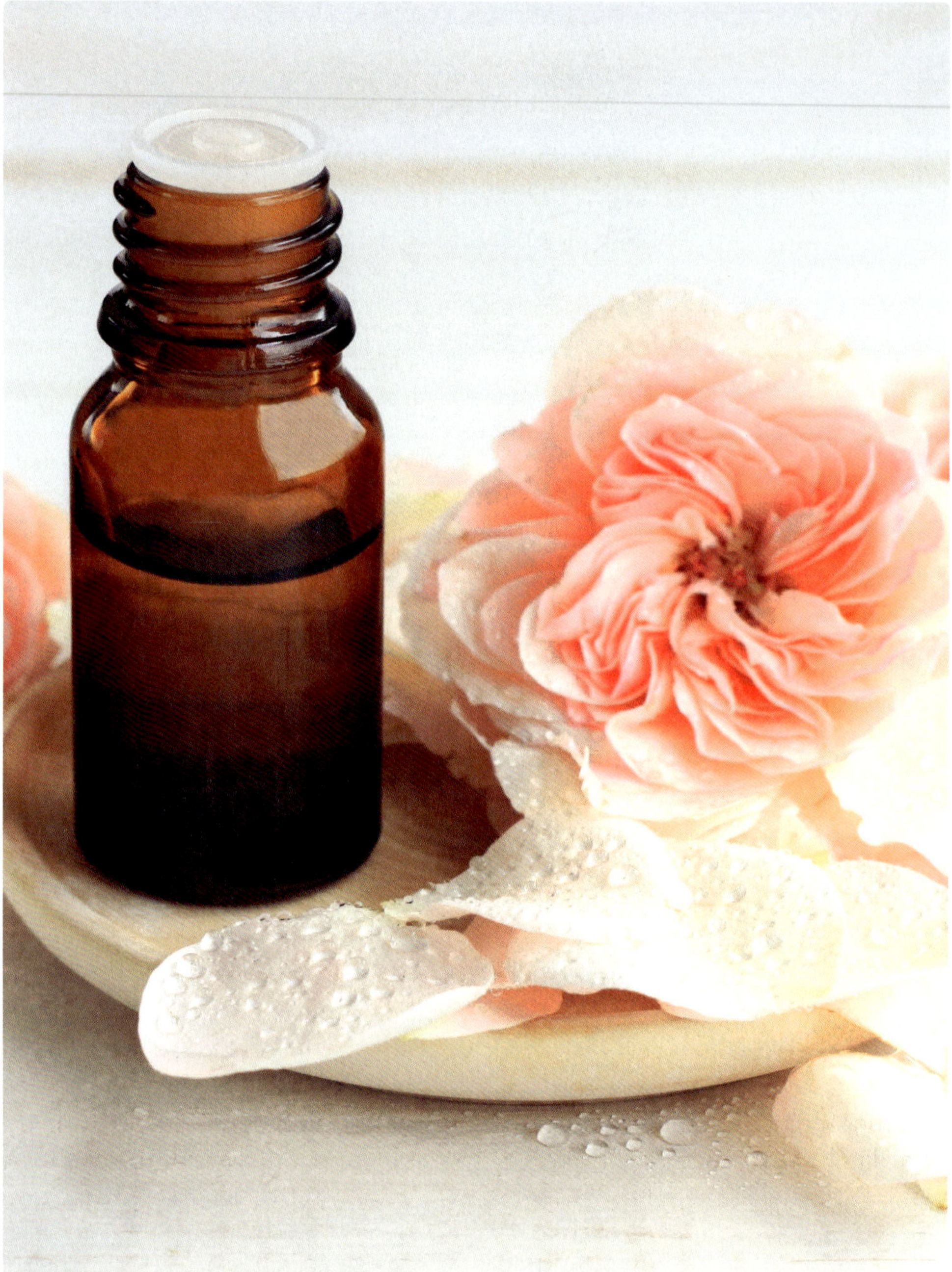

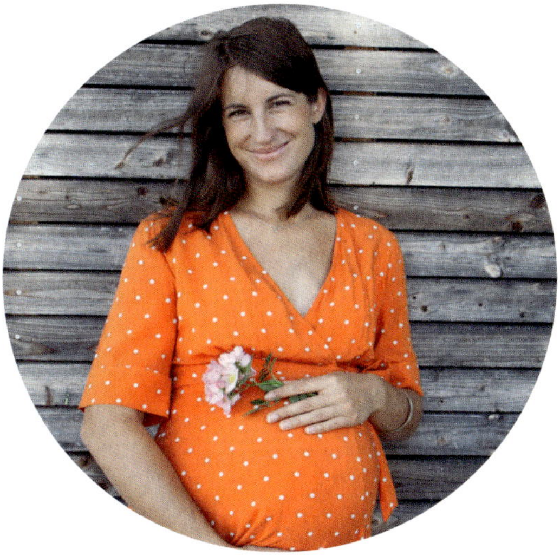

Einleitung

Schwanger! Für die meisten Frauen ist das bis heute die schönste und einschneidenste Nachricht ihres Lebens. Es ist der Start in eine spannende Zeit körperlicher und seelischer Veränderungen.

Viele Frauen nehmen die Mutterschaft zum Anlass, achtsamer zu werden: Was tut mir gut? Was könnte dem Baby schaden? Was kann ich selbst für eine möglichst gute und beschwerdefreie Schwangerschaft tun?

Immer mehr werdende Mütter landen dann, genau wie ich in meiner ersten Schwangerschaft, bei der wohltuenden Kraft duftender ätherischer Öle und pflegender Pflanzenöle. Richtig dosiert und angewendet sind sie wunderbare Begleiter für Mamas und Babys, denn sie pflegen sanft und natürlich nicht nur unseren Körper, sondern bringen auch unsere Psyche ins Gleichgewicht. Längst hat die Aromatherapie deswegen auch bei vielen Hebammen und Mediziner*innen einen festen Platz in der Geburtsvorbereitung und -begleitung.

Mit diesem Buch möchte ich dich in die Welt der Naturdüfte entführen und meine Begeisterung mit dir teilen. In jedem Kapitel verrät außerdem eine Expertin ihren Lieblingstipp. Mit Rezepten zur sanften Bio-Pflege begleitet es dich durch die Schwangerschaft und die ersten aufregenden Monate mit deinem Baby.

Alles Liebe
Julia

Warum ätherische Öle & Co gerade jetzt so wertvoll sind

Wenn du noch nicht viel mit ätherischen Ölen in Berührung gekommen bist, fragst du dich vielleicht, warum du dich gerade als werdende Mama damit auseinandersetzen solltest. Dafür gibt es aus meiner Sicht viele gute Gründe.

Ätherische Öle: Wirkung auf zwei Ebenen

Da sind zum einen die wunderbaren hautpflegenden Eigenschaften vieler ätherischer Öle wie Rose, Neroli oder Benzoe Siam. Sie ermöglichen Mama und Baby eine natürliche, sanfte und intensive Pflege, die frei ist von künstlichen Zusätzen und bedenklichen Erdölprodukten. Ätherische Öle können aber noch mehr. Viele von ihnen haben immunstimulierende und Infekt-reduzierende Eigenschaften, etwa Orange oder Zitrone.

Ein weiterer Pluspunkt: Ätherische Öle wirken immer auf zwei Ebenen – unseren Körper und unsere Seele. Ätherisches Orangenöl etwa hat sich in zahlreichen Untersuchungen als ausgleichend und stimmungsaufhellend erwiesen. Andere duftende Öle wie Lavendel fein wirken auf der körperlichen Ebene hautregenerierend, auf unsere Psyche beruhigend und entspannend. Öle wie Neroli und Rose können uns Halt geben und schützen, wenn wir Angst haben oder traurig sind.

Pflanzenöle: Das Kostbarste aus der Natur

Und welche Vorzüge haben fette Pflanzenöle? Auch da gibt es einige. Grundsätzlich zählen hochwertige, native Pflanzenöle zum Wertvollsten, was die Natur zu bieten hat. Sie enthalten viele kostbare Inhaltsstoffe, im Idealfall in Bio-Qualität und ohne künstliche Zusätze.

Im Gegensatz zu Produkten, die Mineralöl enthalten, werden die kaltgepressten Öle vollständig aufgenommen. Sie fördern die Hautflora, stärken das Immunsystem der Haut und unterstützen die Hautfunktionen positiv. Durch ihren natürlichen Reichtum an essenziellen Fettsäuren und wertvollen Fettbegleitstoffen, z. B. Lecithin oder Vitamin E-Komplex, liefern sie alles, was die Haut braucht, um gesund, schön und gut geschützt zu sein.

Pflanzenwässer

Abgerundet wird das natürliche Pflege-Trio durch Pflanzenwässer, möglichst in Bio-Qualität. Sie lassen sich vielfältig einsetzen, sei es zur Erfrischung oder um Rötungen zu mildern. Bio-Pflanzenwässer bilden

– zusammen mit einem fetten Pflanzenöl – eine ideale Grundlage für die Körperpflege. Nacheinander angewendet, sorgen beide Naturprodukte für ein angenehmes und gepflegtes Hautgefühl.

Den ganzen Menschen im Blick

Wirkungsweisen und Anwendungsgebiete ätherischer Öle, fetter Öle und Pflanzenwässer sind also vielfältig. Ihre Natürlichkeit ist wohltuend, ihre Wirksamkeit immer wieder beeindruckend. Das Wichtigste ist für mich aber der ganzheitliche Blick auf den Menschen, der der Aromapflege zugrundeliegt. Damit füllt sie eine Lücke, die für viele Schwangeren in der schulmedizinischen Versorgung auffallend ist. Genau wie ich möchten sie mit all ihren Bedürfnissen wahr- und ernstgenommen werden, seien sie physischer oder psychischer Natur, nicht nur als "Blasenentzündung" oder als "die Frau mit Kreislaufbeschwerden".

Die ätherischen Öle, die in diesem Buch für die Schwangerschaft empfohlen werden, sind bewusst und behutsam aufgrund ihrer hautpflegenden und seelisch unterstützenden Wirkung ausgewählt worden.

Ich freue mich, wenn du, angeleitet auch durch dieses Buch, eigene gute Erfahrungen machen und von den wohltuenden Kräften der Natur profitieren kannst. Denn gerade jetzt ist die Zeit für einen liebevollen Blick auf dich selbst.

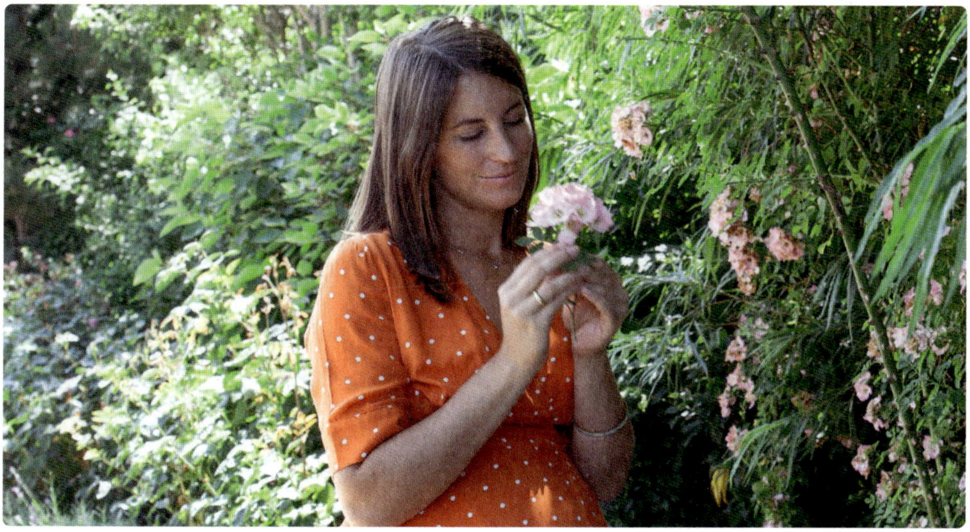

Dein Bio-Trio für Schwangerschaft und Babyzeit

Ätherische Öle – duftende Helfer für Körper und Psyche

Naturreine ätherische Öle sind hochkonzentrierte, duftende, flüchtige sekundäre Pflanzenstoffe, die in bestimmten Pflanzen entstehen. Sie werden in Blüten, Blättern, Samen, Früchten, Hölzern und Wurzeln der Pflanzen gespeichert. Ätherische Öle dienen der Pflanze z. B. zum Schutz vor Schädlingen, vor Hitze oder Kälte oder durch ihren Duft zum Anlocken von Insekten. Die Gewinnung ätherischer Öle findet mithilfe verschiedener Verfahren statt. Mehr als 80 Prozent können durch Wasserdampfdestillation extrahiert werden.

Die Anwendungsbereiche ätherischer Öle erstrecken sich von der allgemein bekannten und beliebten Raumbeduftung über Wellnessprodukte (z. B. duftende Saunaaufgüsse), die Hautpflege und Aromaküche bis hin zu Gesundheitsprodukten in der privaten Haus- und Reiseapotheke.

Auch in der Kranken- und Altenpflege kommen ätherische Öle immer häufiger zum Einsatz. Der therapeutische Einsatz der ätherischen Öle ist Hauptbestandteil der professionellen Aromatherapie. Sie wird von ausgebildeten Aromatherapeut*innen, Heilpraktiker*innen, Hebammen und Ärzt*innen durchgeführt.

Ätherische Öle können grundsätzlich über die Nase, die Schleimhäute und die Haut aufgenommen werden. Weil sie fettlöslich sind, ziehen sie schnell in die Haut ein und gelangen in kleiner Menge in den Blutkreislauf. So verteilen sie sich im ganzen Körper und entfalten ihre Wirkung.

Schnuppern wir an einem ätherischen Öl, gelangen die Duftmoleküle zur Riechschleimhaut im oberen Bereich der Nasenhöhle. Dort werden sie mithilfe von unterschiedlichen Rezeptoren in elektrische Signale umgewandelt. Diese elektrischen Impulse können die Siebbeinplatte passieren und im limbischen System unseres Gehirns dafür sorgen, dass bestimmte Botenstoffe freigesetzt werden, die unsere Gefühlswelt beeinflussen. Manche Düfte ätherischer Öle wirken eher anregend und konzentrationsfördernd, andere Düfte eher beruhigend und ausgleichend auf unsere Psyche.

Wenn ein Duft dein Wohlbefinden unterstützen soll, muss er dir unbedingt gefallen. Vertraue also auf deine Nase und verwende nur Düfte, die dir guttun.

Wichtige Infos

für den sicheren Umgang mit ätherischen Ölen

- Ätherische Öle sind hochkonzentrierte Stoffe. Deshalb nur in den angegebenen Mischungsverhältnissen und zusammen mit einem geeigneten Träger (z. B. fettes Pflanzenöl, Pflanzenwasser, Salz, Sahne) verwenden
- Nicht innerlich einnehmen
- Nie pur auf die Haut geben und nie pur ins Badewasser geben
- Beim Einkauf auf kindersicheren Verschluss achten und die Fläschchen immer kindersicher aufbewahren
- Kontakt mit Augen, sensiblen Hautstellen und Schleimhäuten vermeiden
- Gelangt ätherisches Öl in unkontrollierter Dosierung oder pur auf die Haut, muss es sofort – mithilfe eines mit fettem Pflanzenöl benetzen Tuches – aufgenommen werden. Ätherische Öle dürfen nie in die Augen geraten. Sollte dies dennoch passiert sein, wird zunächst gründlich mit Wasser gespült und dann ein Arzt gerufen
- Vor der Anwendung einer Mischung immer einen Ellenbeugetest durchführen, um die individuelle Hautverträglichkeit zu prüfen.

Ellenbeugetest

Ein bis zwei Tropfen ätherisches Öl mit einem Esslöffel fettem Pflanzenöl mischen und auf die Haut der Armbeuge auftragen. Wenn nach zehn bis zwanzig Minuten keine Hautreaktion auftritt, kann das ätherische Öl in Mischungen verwendet werden.

Haltbarkeit ätherischer Öle

Auf dem Etikett ist meistens angegeben, wie lange das ätherische Öl nach dem Öffnen haltbar ist. Es ist wichtig, die Fläschchen nach jedem Öffnen baldmöglichst wieder zu verschließen, um den Kontakt mit Sauerstoff weitgehend zu vermeiden. Aufgrund ihrer unterschiedlichen Wirkstoffkombinationen sind ätherische Öle verschieden lange haltbar (Angaben zur Haltbarkeit der einzelnen Öle sind in der Liste (A–Z) an Ende des Buches zu finden). Die Fläschchen sollten bei Raumtemperatur lichtgeschützt gelagert werden.

Qualitätsmerkmale ätherischer Öle

Ich empfehle, grundsätzlich und insbesondere in der Schwangerschaft und fürs Baby, ausschließlich 100 Prozent naturreine Öle in Bio-Qualität zu verwenden. Auf dem Etikett eines hochwertigen ätherischen Öls muss immer die genaue Bezeichnung der Ausgangspflanze (botanischer Gattungs- und Artname sowie gegebenenfalls der Chemotyp), der für die Herstellung verwendete Pflanzenteil, das Herstellungsverfahren, die Anbaumethode und eine Chargennummer zu finden sein.

Ätherische Öle können in Deutschland als Arzneimittel, Kosmetikum, Lebensmittel oder Bedarfsgegenstand deklariert werden. Je nach Deklaration müssen unterschiedliche Angaben auf dem Etikett gemacht werden. Angaben zur Haltbarkeit sind auf allen Fläschchen ätherischer Öle zu finden, die als Arzneimittel, Kosmetika oder als Lebensmittel deklariert sind (Symbol: geöffneter Cremetiegel mit Zahl).

!

Sichere Dosierung

Ätherische Öle für Mamas und Babys immer verdünnt anwenden!

- In einer Mischung mit Pflanzenwässern oder fetten Pflanzenölen sollte der Anteil ätherischen Öls in der Schwangerschaft in der Regel bei 0,5 bis 1 Prozent liegen.
- Eine 1%ige Mischung bedeutet: Insgesamt werden rund 20 bis 25 Tropfen ätherisches Öl mit 100 ml fettem Pflanzenöl gemischt.

Raumbeduftung und Riechanwendungen während der Schwangerschaft

Wie bereits erwähnt, sind ätherische Öle wunderbare Helfer in der Schwangerschaft. Zur Raumbeduftung in üblicher Dosierung sind die meisten naturreinen Düfte unbedenklich. Vertraue auf deine Nase und auf deine Intuition, sie zeigen dir, welche Düfte jetzt gerade guttun. Sollte ein Duft nicht gefallen, wird darauf verzichtet.

Vor allem im ersten Schwangerschaftsdrittel ist der Geruchssinn häufig sehr sensibel. Das soll das ungeborene Kind schützen. An unverdünnten ätherischen Ölen direkt am Fläschchen zu riechen, ist daher nicht empfehlenswert. Der Duft ist viel zu intensiv. Besser ist die Verwendung in einer Duftlampe, einem Vernebler oder Riechstick.

Bei Schwangerschaftsübelkeit und Müdigkeit hilft der Duft von Pfefferminzöl. Zu ätherischem Pfefferminzöl gibt es verschiedene Veröffentlichungen mit Warnhinweisen, die sich jedoch meistens auf innerliche Anwendungen beziehen.

Gut zu wissen ist, dass Pfefferminzöl Monoterpenketone enthält, die in hohen Dosen nervenschädigend wirken können. Deshalb ist während der Schwangerschaft folgendes zu beachten:

Pfefferminzöl verwenden, ja oder nein?

- → Nein, zur inneren Einnahme
- → Nein, für alle Babys
- → Nein, für Kleinkinder und Kinder
- → Nein, für Mamas während des Stillens
- → Ja, für werdende Mamas zur äußeren, punktuellen Anwendung, in sicherer Dosierung (lt. Rezeptur)
- → Ja, für werdende Mamas zum Riechen in Duftlampe, Vernebler oder Riechstick
- → Ja, für werdende Mamas zur oralen Anwendung in Mundöl- oder Mundwassermischungen mit anschließendem Ausspucken

Beim Kauf auf Bioqualität achten und nur 100 % naturreines Pfefferminzöl (*Mentha x piperita*) auswählen.

Hautpflege – welche Öle dürfen verwendet werden und welche nicht?

Es gibt eine Reihe ätherischer Öle, die in entsprechender Dosierung (siehe Seite 12) während einer vorliegenden Schwangerschaft problemlos in Hautpflegemischungen verwendet werden dürfen. In meinen Rezepturen setze ich eine bestimmte Auswahl immer wieder gerne ein. In der nachfolgenden Tabelle findest du meine Lieblingsöle für die Hautpflege sowie deren Inhaltsstoffe und unterstützenden Eigenschaften.

Vor jeder Anwendung einer selbber gemischten Hautpflegemischung empfehle ich immer einen Ellenbeugetest durchzuführen (siehe Seite 11). So kann auf einem kleinen Hautabschnitt eine eventuell auftretende allergische Reaktion deines Körpers auf einen der enthaltenden Inhaltsstoffe vorab geprüft werden.

Tabelle: Ausgewählte ätherische Öle, die während der Schwangerschaft in Hautpflegemischungen (max. 1 %ig) verwendet werden dürfen

Ätherisches Öl	Prägende Wirkstoffgruppe oder wichtige Einzelstoffe	Unterstützende Eigenschaften auf Körper und Psyche
Benzoe Siam *Styrax tonkinensis*	Aromatische Ester, aromatische Aldehyde	Hautregenerierend, entzündungshemmend; beruhigend
Cajeput *Melaleuca leucadendra var. cajuputi*	Oxid (1,8 Cineol), Monoterpene	Antibakteriell, antiviral, schleimlösend, schmerzlindernd; konzentrationsfördernd
Immortelle *Helichrysum italicum*	Ester, Monoterpene, Diketone	Entzündungshemmend, schmerzlindernd; beruhigend nervenstärkend
Jasmin *Jasminum grandiflorum*	Aromatische Ester, Diterpenole	Schmerzlindernd; angstmindernd, entspannend
Kamille blau *Matricaria recutita*	Sesquiterpene, Sesquiterpenoxide	Entzündungshemmend, hautpflegend; entspannend
Kamille römisch *Chamaemelum nobile*	Monoterpenester, Monoterpene, Monoterpenole	Entzündungshemmend; beruhigend, angstmindernd

Koriandersamen *Coriandrum sativum*	Monoterpenole, Monoterpene, Monoterpenester	Stimuliert die Magensaftsekretion, hautregenerierend, juckreizlindernd; belebend, euphorisierend
Lavendel fein *Lavandula angustifolia*	Monoterpenester (Linalylacetat), Monoterpenole (Linalool)	Hautpflegend, entzündungshemmend, krampflösend; entspannend, beruhigend
Limette *Citrus aurantifolia*	Monoterpene (Limonen)	Entzündungshemmend, krampflösend; stimmungsaufhellend
Majoran *Origanum majorana*	Monoterpene, Monoterpenole, Monoterpenester	Antibakteriell, krampflösend; beruhigend, angstmindernd
Mandarine *Citrus reticulata*	Monoterpene, Aromatische Ester (Methylanthranilat)	Immunstärkend, krampflösend, verdauungsfördernd; beruhigend, stimmungsaufhellend
Muskatellersalbei *Salvia sclarea*	Monoterpenester (Linalylacetat), Monoterpenole, Sesquiterpene	Krampflösend; psychisch öffnend, angstmindernd
Neroli 10 % *Citrus x aurantium*	Monoterpenole (Linalool), Monoterpene, Monoterpenester	Antibakteriell, krampflösend, hautpflegend; angstmindernd, stärkend, beruhigend
Orange *Citrus sinensis*	Monoterpene (Limonen), Monoterpenole (Linalool)	Immunstärkend, krampflösend, entzündungshemmend; stimmungsaufhellend
Palmarosa *Cymbopogon martinii*	Monoterpenole, Monoterpenester	Antibakteriell, antiviral, hautpflegend; ausgleichend
Patchouli *Pogostemon cablin*	Sesquiterpene, Sesquiterpenole	Hautregenerierend, entstauend auf das venöse System; ausgleichend
Rose 10 % (destilliert) *Rosa x damascena*	Monoterpenole, Monoterpenester	Hautpflegend, entzündungshemmend, entspannend
Rosengeranie *Pelargonium x graveolens*	Monoterpenole, Monoterpenester	Hautpflegend; entspannend, ausgleichend

Rosmarin Cineol *Salvia rosmarinus CT Cineol*	Monoterpenoxide (1,8 Cineol), Monoterpene	Schleimlösend; konzentrationsfördernd. Nur nach Rezeptur (0,5 %ig) und nicht bei Neigung zu Bluthochdruck!
Wacholder *Juniperus communis (Zweige + Früchte)*	Monoterpene, Monoterpenole	Auswurffördernd, aquaretisch; aufhellend
Wacholderbeere *Juniperus communis*	Monoterpene, Monoterpenole	Aquaretisch, schmerzlindernd; aufhellend
Ylang Ylang (komplett) *Cananga odorata*	Sesquiterpene, aromatische Ester, Monoterpenester	Hautpflegend, krampflösend, schmerzlindernd; beruhigend, stärkend. Nicht überdosieren in Bademischungen, da blutdrucksenkende Wirkung
Zitrone *Citrus limon*	Monoterpene, Monoterpenaldehyde, Cumarine und Furocumarine	Antiviral, raumluftdesinfizierend, immunstärkend; aufhellend
Zypresse *Cupressus sempervirens*	Monoterpene, Sesquiterpene	Entstauend auf das lymphatische System, schleimlösend; konzentrationsfördernd

Nicht alle ätherischen Öle dürfen während der Schwangerschaft eingesetzt werden

Ätherische Öle sind Vielstoffgemische und lassen sich hinsichtlich ihrer körperlichen und psychischen Wirkung nicht immer über ihre Hauptinhaltsstoffe konkret definieren. Manchmal sind es auch nur Erfahrungswerte, die dazu führen, dass Aromatherapeut*innen von der Verwendung eines bestimmten Öls während der Schwangerschaft abraten. Da bei Hautanwendungen die Moleküle der ätherischen Öle in den Blutkreislauf eintreten können, ist jedoch bei bestimmen Wirkstoffgruppen und Inhaltsstoffen besondere Vorsicht geboten. Einigen Wirkstoffen können wehenfördernde bis hin zu abortiven Eigenschaften zugesprochen werden, andere können beispielsweise neurotoxisch, krampfauslösend oder leberschädigend sein.

Tabelle: Gängige ätherische Öle, die während einer Schwangerschaft NICHT in Hautpflegemischungen verwendet werden dürfen

Ätherisches Öl	Kritische Wirkstoffgruppe und einzelne Inhaltsstoffe	Nicht gewünschte Eigenschaften
Anissamen ❗ *Pimpinella anisum*	Anethol	Leicht östrogenähnliche Wirkung
Fenchel ❗ *Foeniculum vulgare*	Monoterpenketone (Fenchon)	Leicht östrogenähnliche Wirkung
Lavendelsalbei ❗ *Salvia lavandulifolia*	Monoterpenketone (Campher) und Sabinylacetat	Embryotoxisch
Nelkenknospe ❗ *Syzygium aromaticum*	Phenol (Eugenol)	Wehenanregend
Oregano ❗ *Origanum vulgare* **Thymian Thymol** ❗ *Thymus vulgaris CT Thymol* **Thymian türkisch** ❗ *Thymus serpyllum*	Phenole (Thymol, Carvacrol)	Können bei längerer Anwendung leberschädigend wirken
Salbei ❗ *Salvia officinalis*	Monoterpen-Keton (Thujon)	Kann schädlich für das Nervensystem des Ungeborenen sein und bei innerlicher Anwendung abortiv wirken
Wintergrün ❗ *Gaultheria fragrantissima*	Methylsalicylat	Bei Überdosierung besteht die Gefahr einer Vergiftung
Ysop ❗ *Hyssopus officinalis*	Monoterpen-Ketone	Kann für das Nervensystem des Ungeborenen schädlich sein und bei innerlicher Anwendung abortiv wirken
Zimtrinde ❗ *Cinnamomum zeylanicum*	Zimtaldehyd	Möglicherweise menstruationsfördernd
Zitronenverbene ❗ *Aloysia triphylla*	Wirkstoffkombination	Eventuell wehenfördernd, da durchblutungsfördernd

Pflanzenwässer – mild und vielseitig einsetzbar

Pflanzenwässer entstehen bei der Wasserdampfdestillation von Duft- oder Heilpflanzen. Die zart duftenden Flüssigkeiten, auch Hydrolate genannt, enthalten vor allem die wasserlöslichen Inhaltsstoffe der jeweiligen Pflanze, weshalb sie häufig anders riechen als das entsprechende ätherische Öl, welches von den duftintensiven, wasserabweisenden Molekülen der Pflanze geprägt ist.

Pflanzenwässer bestehen zu 99 Prozent aus kondensiertem Wasserdampf und zu max. 1 Prozent ätherischem Öl und anderen Inhaltsstoffen. Durch die enthaltenen hautfreundlichen Säuren und einem pH-Wert von ca. 5,5 sind Pflanzenwässer sehr hautverträglich. Sie eignen sich ideal zum direkten Aufsprühen auf die Haut, etwa als Gesichtswasser oder erfrischendes Körperspray. Außerdem sind sie gut einsetzbar zur Herstellung von duftenden Schüttelemulsionen und Mischungen für Kompressen und Wickel.

Haltbarkeit & Lagerung

Wegen ihres hohen Wasseranteils sind Hydrolate deutlich weniger lange haltbar als ätherische Öle. Bereits vom Hersteller werden sie üblicherweise durch Alkoholzusatz (12–20 %) konserviert. Zur Hautpflege können diese Pflanzenwässer auch während der Schwangerschaft und Stillzeit problemlos eingesetzt werden. Allerdings ist bei offenen Wunden (z. B. bei entzündeten Brustwarzen) Vorsicht geboten. Einige spezialisierte Hersteller bieten hochwertige Pflanzenwässer (z. B. Rosenwasser) auch ohne Alkoholzusatz an. Für die Babypflege werden nur diese verwendet.

Generell sollte auf dem Etikett eines Pflanzenwassers immer ein Vermerk zu Haltbarkeit ersichtlich sein. Um auch nach dem ersten Öffnen einer Flasche den Inhalt so wenig wie möglich zu beeinträchtigen, werden die Flaschen möglichst bei gleichmäßiger Temperatur (ca. 8–12 °Celsius) gelagert. Pflanzenwässer, sind je nach Konservierung, zwischen wenigen Wochen und zwei Jahren haltbar.

Tipp

Besprühst du die Haut vor einer Öleinreibung mit Pflanzenwasser, kann das fette Pflanzenöl besonders gut in die Haut einziehen. Pflanzenwässer pflegen die Haut und duften sanft.

Fette Pflanzenöle – für eine gesunde und gepflegte Haut

Hochwertige fette Pflanzenöle werden schonend durch Kaltpressung aus ölhaltigen Samen, Nüssen und Früchten gewonnen. Viele von uns kennen sie nur aus dem Lebensmittelbereich, doch sie sind auch bedeutende Hautpflegemittel. Die wertvollen Inhaltsstoffe, die die Pflanze für ihre Reproduktion zur Verfügung stellt, dienen uns Menschen zur Schönheitspflege und zum Zellschutz. Sie erhalten die Haut gesund und funktionsfähig, fördern die Zellregeneration, wirken positiv auf die natürliche Barrierefunktion der Haut und unterstützen ihren Stoffwechsel. Die Wirkung wird von den spezifischen Fettsäuremustern und den Fettbegleitstoffen wie Pflanzenfarbstoffen, Spurenelementen und Vitaminen beeinflusst. Aromatherapeut*innen nennen fette Pflanzenöle häufig auch Basis- oder Trägeröle, da sie die ideale Grundlage für Körperpflegemischungen mit ätherischen Ölen bilden.

Qualität, Haltbarkeit & Lagerung

Hochwertige Pflanzenöle haben auf ihrem Etikett immer einen Hinweis zum Gewinnungsverfahren, den Namen der zugrunde liegenden Pflanze, deren gepresste Bestandteile sowie Angaben zur Haltbarkeit des Öls.

Fette Pflanzenöle sind aufgrund ihrer beinhaltenden verschiedenen Fettsäuren unterschiedlich lange haltbar. Je mehr wertvolle ungesättigte Fettsäuren in einem Öl enthalten sind, desto reaktionsfreudiger ist es und desto schneller kann es oxidieren, wodurch es möglicherweise vorzeitig ranzig wird. Deshalb sollten kaltgepresste Pflanzenöle nach Gebrauch baldmöglichst wieder mit einem Deckel fest verschlossen werden, um den Kontakt mit Sauerstoff so gering wie möglich zu halten und einer Oxidation vorzubeugen.

Um eine möglichst lange Haltbarkeit der Öle zu gewährleisten, ist die lichtgeschützte Lagerung bei Raumtemperatur wichtig, wofür sich die Aufbewahrung in Braunglasflaschen bewährt hat.

Gut zu wissen

Beim Kauf eines Pflanzenöls auf die Angabe "kaltgepresst" achten. Raffinierte Öle (Warmpressung oder chemische Extraktion) sind für die Hautpflege nicht geeignet und werden von Aromatherapeut*innen als Trägeröl nicht verwendet.

Mischungen selbst herstellen – Qualität, Haltbarkeit & Lagerung

Für Mamas und Babys sollten nur die besten Produkte gut genug sein. Insbesondere in der Schwangerschaft und Stillzeit sind konventionelle Kosmetikprodukte besonders kritisch zu sehen, denn Inhaltsstoffe, die auf die Haut aufgetragen werden, gelangen auch in den Körper. Das Ungeborene kann beispielsweise durch parabenhaltige Kosmetik, die die Schwangere benutzt, hormonell belastet werden. Die Folgeschäden treten oft erst Jahre oder Jahrzehnte später zutage. Zum Glück gibt es spezielle Apps, die Kosmetik auf bedenkliche Inhaltsstoffe überprüfen, wie z. B. toxfox und Codecheck.

Gut zu wissen

Es gibt Veröffentlichungen, die darauf hinweisen, dass Mischungen mit ätherischen Ölen für Schwangere und Babys nicht selbst hergestellt werden sollten. Wenn du dich jedoch genau an die Rezepturen in diesem Buch hältst, ist diese Meinung zu vernachlässigen.

Alternativ zur Verwendung von gekaufter hochwertiger Bio- & Naturkosmetik kannst du deine Pflegeprodukte ganz einfach selbst mischen. Für hochwertige selbstgemachte Körperpflegeprodukte sollte beim Einkauf von ätherischen Ölen, fetten Pflanzenölen und Pflanzenwässern auf unabhängige Qualitätszertifizierungen und Bio-Qualität geachtet werden. Beispiele hierfür findest du in der Tabelle auf der nächsten Seite. Für eine bestmögliche Qualität sollten die selbstgemachten Mischungen bei max. 20 °Celsius gelagert und innerhalb sechs Monaten verbraucht sein.

Ätherisches Lavendelöl ist sehr vielseitig einsetzbar.

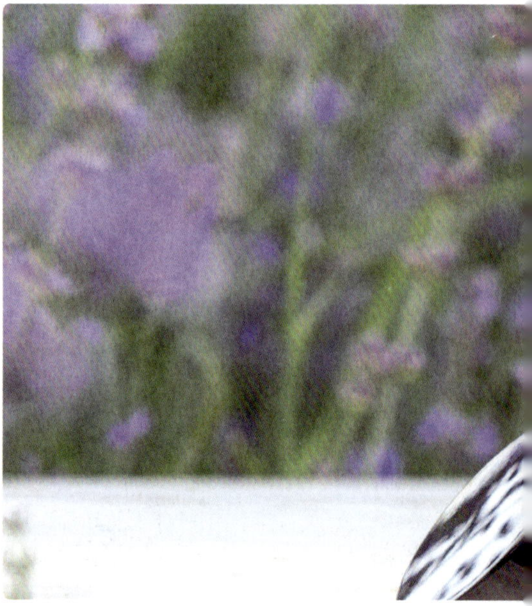

Tabelle: Unabhängige Qualitätszertifizierungen, die auf hochwertige Rohstoffe für deine Mischungen hinweisen

Qualitätsaussage	Beispiele hochwertiger Qualitätssiegel / Kürzel
Zertifizierte Wildsammlung	FairWild
Biologisch-dynamischer Anbau	Demeter-Siegel
Kontrolliert biologischer Anbau (kbA)	EU-Bio-Siegel, Deutsches Bio-Siegel u.v.m.
Tierschutz	IHTN, Peta, Leaping Bunny
Naturkosmetik	NATRUE, EcoCert, BDIH

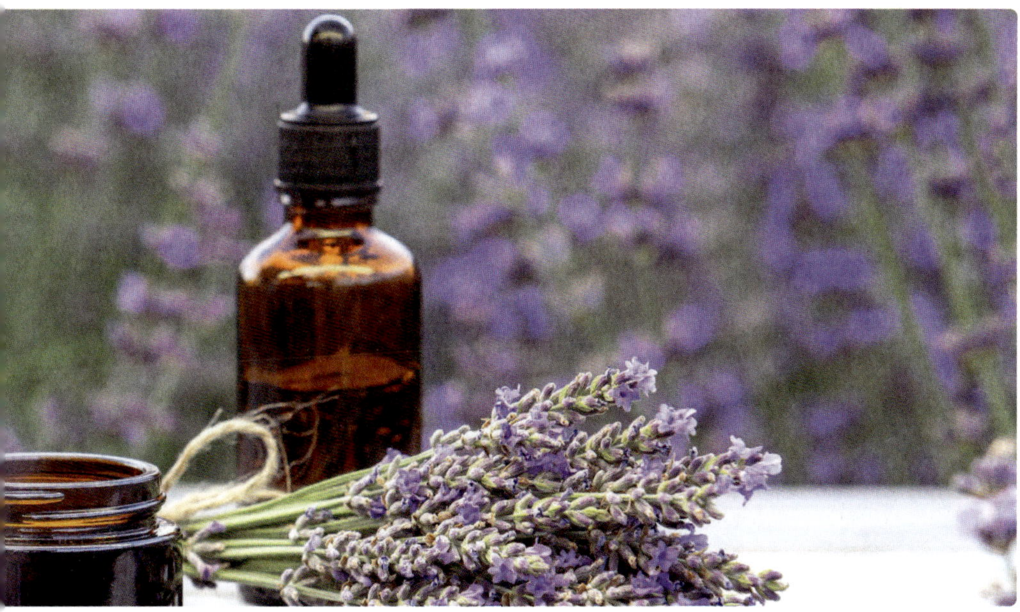

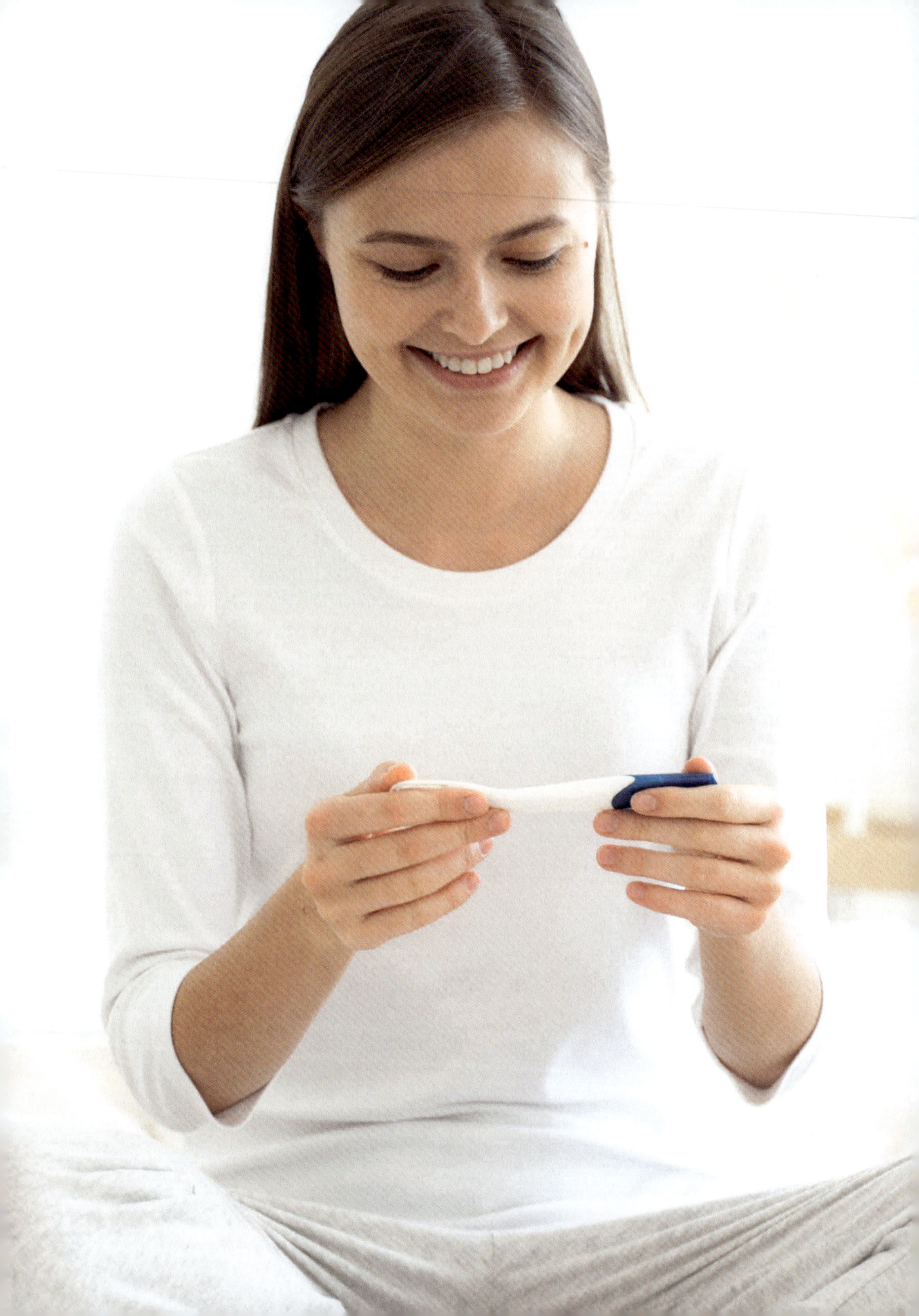

1. Trimester

Zeit des Neuanfangs

Und plötzlich weißt Du: Es ist Zeit, etwas Neues zu beginnen und dem Zauber des Anfangs zu vertrauen.

Meister Eckhart 1260–1327/28

Als erstes Trimester (Trimenon) wird die Zeit von der ersten bis zur zwölften Woche einer Schwangerschaft bezeichnet. Am Anfang der sechsten Woche ist der Embryo ungefähr so groß wie eine Linse, Kopf und Hals sind bereits ausgebildet und sein Herz hat schon zu schlagen begonnen. Gegen Ende des ersten Trimesters sind alle wichtigen Organe und Gliedmaßen ausgeprägt und deutlich sichtbar.

Während dieser Zeit regeln Hormone wichtige Vorgänge für die Schwangerschaft und wirken sich auch auf die Gefühlswelt aus.

Im Folgenden möchte ich zwei Hormone herausgreifen, die für einige typische Veränderungen in der Frühschwangerschaft verantwortlich sind. Da sind zum einen die Östrogene. Sie sorgen unter anderem für starke Knochen. Das „Nesthormon" Progesteron dagegen unterstützt die Einnistung der befruchteten Eizelle in der Gebärmutter, indem es die Bewegung der glatten Gebärmuttermuskulatur verlangsamt. Dabei steigt der Wert des Hormons im Blutspiegel um das Zehn- bis Fünfzehnfache an. Progesteron beruhigt aber auch: Weil der Tonus der Gefäßmuskulatur reduziert wird, erweitern sich die Venen und der Blutdruck sinkt. Progesteron steigert außerdem den Appetit, erweitert den Harnleiter und verlangsamt die Darmtätigkeit. Zusätzlich verdichtet sich unter seinem Einfluss das Drüsengewebe in den Brüsten.

Ein weiterer Effekt einer vermehrten Ausschüttung von Progesteron und Östrogen ist, dass Flüssigkeit im

Gewebe eingelagert wird. Durch die Hormonumstellung kann es zu Stimmungsschwankungen, Übelkeit, Müdigkeit, Kreislaufbeschwerden, Brustspannen, häufigem Wasserlassen, Verstopfung oder der Entstehung von Krampfadern kommen. Viele dieser Beschwerden lassen sich in Kombination mit anderen Maßnahmen mithilfe ätherischer Öle vorbeugen. Sie können aber auch helfen, die genannten Probleme zu lindern. Im Folgenden werden einige Vorschläge hierfür näher beleuchtet.

Stimmung

Wenn die Hormone in Wallung sind, können die Gefühle Achterbahn fahren. Sprich: Stimmungsschwankungen sind keine Seltenheit. Vielleicht fühlst du dich in einem Moment „Himmelhoch jauchzend" und im nächsten Augenblick „zu Tode betrübt". In dieser Situation können ätherische Öle für gute Stimmung sorgen, entspannen oder Kraft spenden. Auf der Suche nach deinem Lieblingsduft solltest du auf deine Nase vertrauen. Sie ist ein zuverlässiger Wegweiser.

Als Gute Laune-Düfte gelten allgemein alle Zitrusschalenöle wie Zitrone und Limette. Sie wirken stimmungshebend und schenken ein unbeschwertes Lebensgefühl. Durch die komplexe Zusammensetzung der Inhaltsstoffe können die Düfte vieler Zitrusschalenöle unser psychisches Wohlbefinden verbessern. Ausgleichende Wirkung haben z. B. die ätherischen Öle Mandarine rot und Orange. Bei Mandarine rot ist dafür vor allem der Inhaltsstoff Methylanthranilat verantwortlich. Besonders harmonisierend und ausgleichend auf die Psyche wirken Blütendüfte wie Rose und Neroli. Wenn du sie verwendest, solltest du auf eine niedrige Konzentration achten, denn diese intensiven Blütendüfte können für sehr sensible Schwangerschaftsnasen auch schnell zu intensiv sein.

DUFTMISCHUNG „GOOD VIBES"

Für gute Laune

4 Tropfen Zitrone
1 Tropfen Neroli 10 %

Ätherische Öle auf einen Duftstein, in einen Riechstick oder in die Duftlampe geben.

DUFTMISCHUNG „FEEL SAFE"

Bei nervöser Anspannung

3 Tropfen Orange
1 Tropfen Neroli 10 %

Ätherische Öle auf einen Duftstein, in einen Riechstick oder in die Duftlampe geben.

DUFTMISCHUNG „INNERE MITTE"

Ausgleichend und harmonisierend

4 Tropfen Orange
2 Tropfen Rose 10 %

Ätherische Öle auf einen Duftstein, in einen Riechstick oder in die Duftlampe geben.

BADEZUSATZ „ME-TIME"

Ausgleichend und entspannend

3 EL Meersalz, Sahne oder Milch
4 Tropfen Lavendel fein
3 Tropfen Orange

Ätherische Öle in eines der Zutaten träufeln und die Mischung dem Badewasser hinzufügen.

KÖRPERSPRAY „KURZURLAUB"

Zur Erfrischung und Entspannung

20 ml Orangenblütenwasser
3 Tropfen Orange

Orangenblütenwasser in eine Sprühflasche geben und ätherisches Orangenöl dazugeben. Vor jeder Anwendung gut schütteln.

KÖRPERÖL „ROSE-ORANGE"

Ausgleichend und entspannend

100 ml Mandelöl
10 Tropfen Orange
6 Tropfen Rose 10 %

Ätherische Öle in das Mandelöl geben und Flasche schwenken.

Tipp

Erstelle eine Liste mit Düften, die dir besonders guttun, und nimm dir bewusst Zeit für Wohlfühl-Momente:

- Genieße deinen Lieblingsduft mithilfe eines Verneblers oder Duftsteins oder nimm ein paar bewusste Atemzüge des Dufts durch Verwendung eines Riechsticks.
- Verwende ein Körperspray, um die Arme und das Dekolleté mit einer erfrischenden Mischung zu besprühen.
- Genieße ein duftendes Bad zur Entspannung.
- Massiere liebevoll ein duftendes Körperöl in die noch feuchte Haut nach dem Duschen ein.

Wohlfühldüfte selbst kreieren

Wenn du deine persönliche Duftölmischung kreieren möchtest, kannst du dich an folgenden bewährten Zusammensetzungen orientieren: Beim Mischen solltest du jeweils ein bis zwei Kopf-, Herz- & Basisnoten auswählen. Diese werden im Verhältnis ein Teil Basisnote, zwei Teile Herznote und fünf Teile Kopfnote gemischt.

Bewährtes Mischungsverhältnis einer Duftkreation:

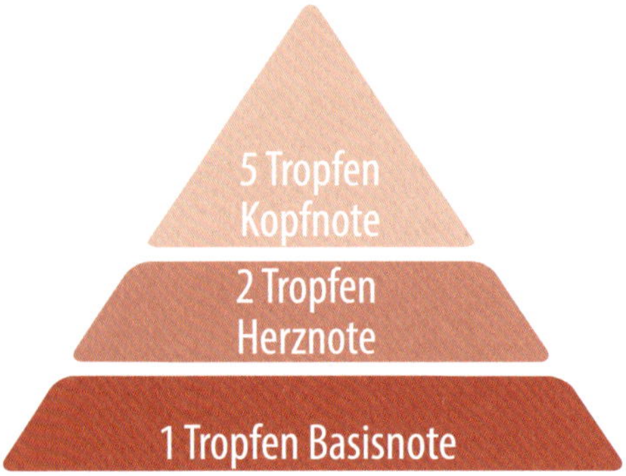

Beispiele:

- **Kopfnote:** z. B. Mandarine rot, Orange, Zitrone, Limette
- **Herznote:** z. B. Rose 10 %, Jasmin, Lavendel fein, Neroli 10 %, Immortelle, Palmarosa, Rosengeranie
- **Basisnote:** z. B. Benzoe Siam, Vanilleextrakt, Patchouli

Arbeiten mit dem Duft-Anker

Eine Duftmischung, die dir besonders gut gefällt, kannst du zu deinem persönlichen Duft-Anker „zum Wohlfühlen" erklären. Sie ist dann als steter Begleiter einsetzbar und kann dich während allen Höhen und Tiefen im Laufe deiner Schwangerschaft unterstützen. Am besten erstellst du eine Mischung verschiedener ätherischer Öle und wendest den Duft während der Schwangerschaft bei den Atem- & Entspannungsübungen an. Die Mischung wird in den Vernebler oder auf den Duftstein geträufelt oder direkt im Riechstick angewendet. Weil wir bestimmte Düfte mit Erinnerungen assoziieren, wirst du immer, wenn du diese Mischungen riechst, an Entspannung und Wohlfühlen erinnert. Außerdem solltest du dir überlegen, welcher Duft dich bei der Geburt begleiten könnte. Vertraue dabei deiner Intuition. Infos zu einem Duft-Anker für die Geburt findest du auf Seite 56.

Tipp

Duft-Anker „Wohlfühlen"

5 Tropfen Orange
2 Tropfen Neroli 10 %
1 Tropfen Benzoe Siam

Entspannende Atemübung

Gib dein Lieblingsöl auf einen Duftstein, in den Riechstick oder in die Duftlampe. Mach es dir auf dem Sofa bequem und schließe die Augen. Atme bewusst tief durch die Nase in den Bauch ein, genieße den Duft und zähle im Geist „1-2-3-4", beim Ausatmen „1-2-3-4-5-6-7-8".

Lege eine Hand auf die Bauchdecke, unter der dein Baby ruht, und die andere Hand auf den unteren Brustkorb. Während der Atemübung sollte sich der Bauch nach oben bewegen und sich anfühlen, als ob ein Ballon aufgeblasen wird.

Schlaf

Zur Entspannung und zur Unterstützung eines erholsamen Schlafs haben sich ätherische Öle wie z. B. Benzoe Siam, Lavendel fein, Neroli und Vanilleextrakt bewährt. Sie helfen, wenn die Gedanken kreisen und du nicht zur Ruhe kommst. Lavendelöl (Lavendel fein) enthält ca. 30 Prozent Linalool und ca. 33 Prozent Linalylacetat. Beide Inhaltsstoffe wirken schlaffördernd. Neroliöl wirkt mit ca. 54 Prozent Linalool beruhigend und schlaffördernd.

DUFTMISCHUNG „SCHLAF GUT"

Zum Einschlafen

2 Tropfen Lavendel fein
1 Tropfen Neroli 10 %
1 Tropfen Benzoe Siam

Ätherische Öle auf einen Duftstein, in einen Riechstick oder in die Duftlampe geben.

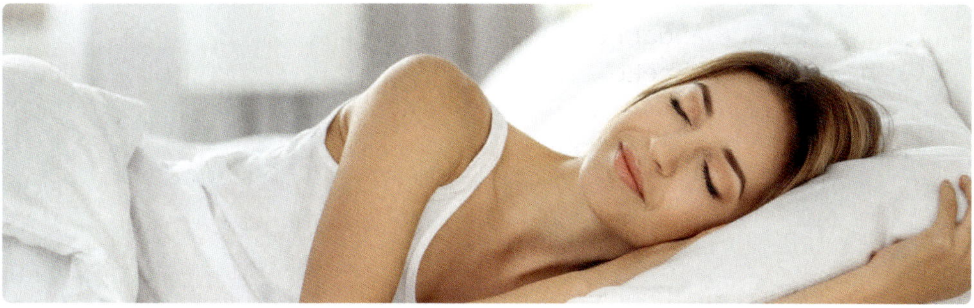

Niedriger Blutdruck

Im Zuge der hormonellen Umstellung in der Schwangerschaft verändert sich das Herz-Kreislaufsystem, oft sinkt der Blutdruck leicht ab. Symptome eines niedrigen Blutdrucks können Müdigkeit und Schwindel sein, eventuell in Verbindung mit Kreislaufbeschwerden und Übelkeit.

Regelmäßige Bewegung, etwa Gymnastik oder Schwimmen, regen den Kreislauf an. Außerdem ist es hilfreich, die morgendliche Dusche mit einem kühlen Wasserstrahl von unten nach oben zu beenden. Zudem ist es wichtig, viel stilles Wasser oder ungesüßten Tee zu trinken. Auch das ätherische Öl Rosmarin Cineol wirkt kreislaufanregend.

Zu Rosmarinöl, seinen verschiedenen Arten, Inhaltsstoffen und der Verwendungsmöglichkeit während deiner Schwangerschaft findest du alle wichtigen Informationen auf der nächsten Seite im farbig hinterlegten Kasten.

RIECHSTICK „WACHMACHER"

Zur Aktivierung der „Lebensgeister"

1 Tropfen Rosmarin Cineol

Ätherisches Öl auf das Vlies im Riechstick geben und bei Bedarf daran riechen.

WASCHUNG „TOP FIT"

Zur Kreislaufstärkung

1 L lauwarmes Wasser
1 EL feines Meersalz
1 Tropfen Rosmarin Cineol

Ätherisches Öl mit Meersalz mischen und in das Wasser geben. Für die Waschung einen Waschlappen im bedufteten Wasser tränken, auswringen und beginnend bei Armen und Beinen Richtung Herz waschen. Das ätherische Öl Rosmarin Cineol verleiht neuen Schwung und frische Energie.

Ätherisches Rosmarinöl ist in drei unterschiedlichen Chemotypen erhältlich

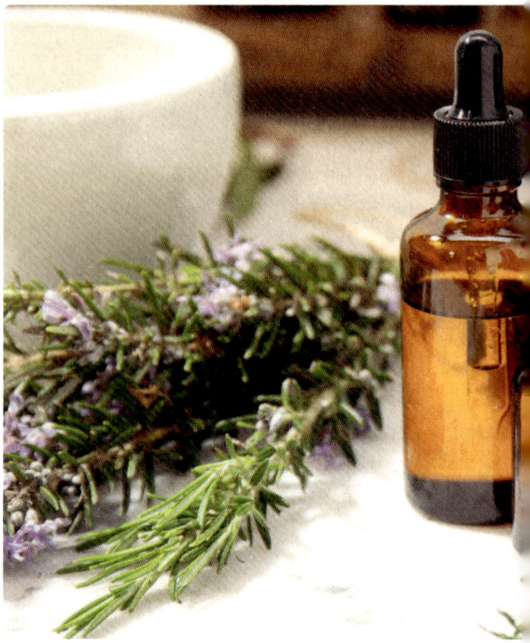

ROLL-ON „FIT"

Zur Kühlung und Aktivierung

10 ml Mandelöl
1 Tropfen Rosmarin Cineol

Zutaten in ein Roll-On-Fläschchen geben und das Fläschchen schwenken. Auf Schläfen, Stirn und im Bereich des Nackens auftragen.

Tipp

Duftlampe / Duftstein

3 Tropfen Zitrone
2 Tropfen Rosmarin Cineol

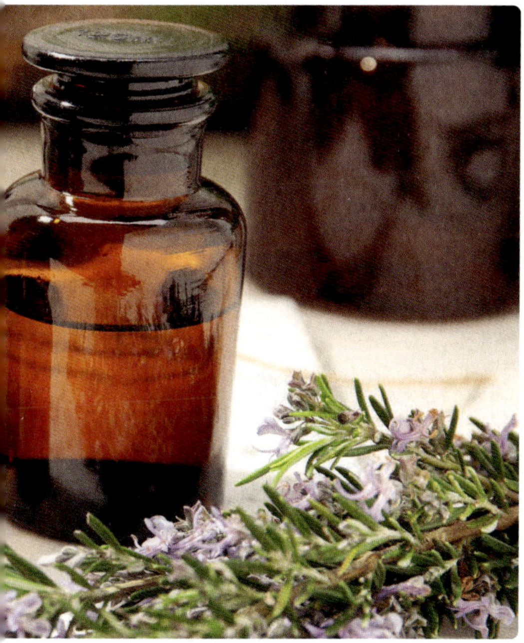

Rosmarinöl – was in der Schwangerschaft zu beachten ist!

Das ätherische Öl von Rosmarin (*Salvia rosmarinus*) wird in drei Chemotypen (CT) unterteilt. Unten findest du Hinweise, welcher Chemotyp für die Rezepturen in diesem Buch eingesetzt werden darf. Wenn du zu Bluthochdruck neigst, solltest du vorsichtshalber auf Rosmarinöl ganz verzichten:

- Ja: Rosmarin Cineol (*Salvia rosmarinus CT 1,8 Cineol*), nur max. 0,5 %ig
- Ja: Rosmarin Verbenon (*Salvia rosmarinus CT Verbenon*), als Alternative zu R. Cineol, nur max. 0,5 %ig
- Nein: Rosmarin Campher (*Salvia rosmarinus CT Campher*)

Rosmarin Campher enthält einen hohen Camphergehalt (bis 30 %). Deshalb wird das Öl während einer Schwangerschaft nicht verwendet.

Übelkeit

Vor allem in den ersten drei Monaten der Schwangerschaft haben viele werdende Mütter mit Übelkeit zu kämpfen. Ursache ist der deutliche Anstieg des Hormonspiegels im ersten Trimester. In einer wissenschaftlichen Untersuchung aus Malaysia (2012) wurden fünf Studien zu ätherischen Ölen bei Übelkeit vorgestellt. Das Fazit ist, dass die Inhalation von Pfefferminz- und Ingweröl die Stärke und das Vorkommen von Übelkeit reduziert.

Ingweröl ohne Scharfstoffe

Ätherisches Ingweröl, das durch Wasserdampfdestillation gewonnen wird, ist in der Schwangerschaft unbedenklich. Es enthält keine Scharfstoffe, sondern einen hohen Anteil hautverträglicher Sesquiterpene. Es gibt jedoch ein weiteres ätherisches Ingweröl, das durch CO_2-Extraktion gewonnen wird. Dieses Öl enthält noch die Scharfstoffe, die auch in frischem Ingwer oder Ingwerpulver zu finden sind.

Zusätzlich zu häufigen, kleinen und gut verträglichen Mahlzeiten haben sich bei Schwangerschaftsübelkeit folgende Düfte bewährt: Ingwer, Pfefferminze, Rosmarin Cineol und Zitrusschalenöle (z. B. Bergamotte, Grapefruit, Limette, Mandarine und Orange). Mir haben in dieser Zeit vor allem Zitrone, Orange und Pfefferminze im Vernebler oder in einem Riechstick geholfen (nähere Infos zu Pfefferminzöl findest du auf Seite 13). Wichtig ist, dass es vor allem für dich angenehm riecht. Wenn es mal schnell gehen muss, kannst du auch ein Papiertaschentuch beduften.

RIECHSTICK „CIAO ÜBELKEIT"

Lindert Übelkeit und erfrischt

4 Tropfen Zitrone
1 Tropfen Pfefferminze

Ätherische Öle auf das Vlies im Riechstick geben und bei Bedarf daran riechen.

RIECHSTICK „BYE BYE ÜBELKEIT"

Lindert Übelkeit und beruhigt

4 Tropfen Mandarine rot
1 Tropfen Ingwer (dest.)

Ätherische Öle auf das Vlies im Riechstick geben und bei Bedarf daran riechen.

Brüste

Bereits im ersten ersten Trimester beginnen sich aufgrund der Hormonumstellung deine Brüste aufs Stillen vorzubereiten. Deshalb kann es schon zu Beginn der Schwangerschaft zu Brustspannen und empfindlichen Brustwarzen kommen. Das sind ganz natürliche Anzeichen für den Umbauprozess, der nun in deinem Körper stattfindet, und ist nicht besorgniserregend. Lindernd einwirken kannst du mithilfe wärmender, feuchter Auflagen mit Zusatz von krampflösendem und entspannend wirkendem ätherischem Lavendelöl.

AUFLAGE „BRUSTENTSPANNUNG"

Zur Beruhigung und Entspannung

1 l warmes Wasser
1 EL Sahne oder Milch
3 Tropfen Lavendel fein

Ätherisches Lavendelöl in Sahne oder Milch träufeln und die Mischung anschließend mit dem Wasser mischen. Einen Waschlappen darin tränken und auf die Brust legen. Ein Handtuch als Abdeckung darüber legen. Mit der Auflage ca. 30 Minuten ruhen, jedoch nur so lange, bis sie abgekühlt ist oder sich nicht mehr angenehm anfühlt.

Haut & Haare

Alles, was wir auf die Haut auftragen, gelangt auch in unseren Körper. Viele Frauen haben mit dem Beginn der Schwangerschaft daher das Bedürfnis, ihre Pflege und Kosmetik genauer unter die Lupe zu nehmen. Wie eingangs schon erwähnt, empfehle ich, möglichst hochwertige Bio- & Naturkosmetik zu verwenden oder – wenn möglich – Kosmetikprodukte selbst herzustellen. Mithilfe der nachfolgenden Pflegemischungen ist deine Haut während der Schwangerschaft bestens versorgt.

REINIGUNGSÖL „CLEAN ME"

Zur Reinigung des Gesichts

50 ml Aprikosenkernöl
1 Tropfen Rosengeranie
1 Tropfen Neroli 10 %

Ätherische Öle mit dem Aprikosenkernöl mischen. Ein kleine Portion des Öls auf ein Wattepad geben und das Gesicht damit gründlich säubern. Danach mit lauwarmem Wasser abwaschen und anschließend ein erfrischendes Gesichtswasser (z. B. Orangenblütenwasser) aufsprühen. Auf die noch feuchte Haut das Gesichtsöl „Sanfte Pflege" geben.

GESICHTSÖL „SANFTE PFLEGE"

Nährend und regenerierend

20 ml Mandelöl
5 ml Wildrosenöl
1 Tropfen Neroli 10%

Eine Flasche mit Glas-Pipette wählen und darin ätherische Öle und Pflanzenöle mischen. Bei Bedarf auf die Gesichtshaut auftragen und einmassieren. Damit es besser von der Haut aufgenommen wird, empfiehlt sich z. B. Orangenblütenwasser als tonisierendes und pflegendes Gesichtswasser vorher aufzutragen. Das Gesichtsöl eignet sich für trockene Gesichtshaut.

KÖRPERPFLEGEÖL „MAMA CARE"

Beugt durch sanfte Massagen Dehnungsstreifen vor

80 ml Mandelöl
20 ml Weizenkeimöl
3 Tr. Vanilleextrakt
5 Tr. Orange
3 Tr. Zitrone
5 Tr. Rose 10%

Ätherische Öle mit Mandelöl und Weizenkeimöl mischen und kräftig schwenken. Insbesondere zur Pflege von Bauch, Brüsten und Po auf die leicht feuchte Haut auftragen und sanft einmassieren.

KÖRPERÖL „HAPPY ME"

Stimmungshebend und pflegend

100 ml Mandelöl
10 Tropfen Orange
5 Tropfen Benzoe Siam
4 Tropfen Zitrone

Ätherische Öle mit dem Mandelöl in eine 100-ml-Flasche füllen und diese kräftig schwenken. Insbesondere zur Pflege von trockener und schuppiger Haut die Mischung – am besten direkt nach dem Duschen – gleichmäßig auf dem gesamten Körper verteilen und in die noch feuchte Haut einmassieren.

KÖRPEREMULSION „ROSENZEIT"

Stimmungshebend und harmonisierend

70 ml Rosenwasser
30 ml Mandelöl
10 Tropfen Orange
3 Tropfen Rose 10 %

Mandelöl und Rosenwasser in eine Sprühflasche füllen und ätherische Öle dazugeben. Vor Gebrauch gut schütteln. Zur Pflege der normalen Haut direkt aufsprühen und einmassieren. Ätherisches Rosenöl wirkt sowohl auf die Haut als auch psychisch harmonisierend, Orangenöl stimmungshebend.

Nasenpflege

Hormonell bedingt wird die Nasenschleimhaut in der Schwangerschaft trockener und es kommt schneller zu Nasenbluten. Hier hilft es, Räume gut zu lüften, um die Luft zu befeuchten, Zimmerbrunnen aufzustellen oder die Luftfeuchtigkeit durch das Aufhängen von feuchter Wäsche in den Wohnräumen zu erhöhen.

NASENEMULSION

Pflegend und befeuchtend

15 ml Aprikosenkernöl
15 ml Rosenwasser, alkoholfrei

Zutaten in eine 30-ml-Leerflasche füllen. Vor jedem Gebrauch schütteln. Eine kleine Menge auf ein Wattepad geben und damit die Öffnungen beider Nasenlöcher sanft einreiben und pflegen.

NASENSPRAY

Befeuchtend und entspannend

Rosenwasser (alkoholfrei)
oder Orangenblütenwasser

Bei Neigung zu Nasenbluten und zur Befeuchtung der empfindlichen Nasenschleimhaut bei Bedarf jeweils einen Sprühstoß in jedes Nasenloch geben.

Mundpflege

Mundhygiene ist in der Schwangerschaft besonders wichtig, weil das Zahnfleisch durch die Hormonumstellung stärker durchblutet und weicher wird. Schädliche Bakterien können dadurch leichter eindringen. Als erstes Anzeichen einer Entzündung gilt Zahnfleischbluten. Im ersten Trimester ist es daher sinnvoll, einen Kontrolltermin beim Zahnarzt wahrzunehmen. Zusätzlich zur täglichen Reinigung mit Zahnbürste und Zahnseide oder Interdentalbürste ist eine ergänzende Mundpflege mit Mundspülung oder Ölziehkur empfehlenswert.

Ölziehkur

Als Basisöl zum Ölziehen wird traditionell Sesamöl verwendet. Es kann mit Sanddornfruchtfleischöl ergänzt werden. Die Pflanzenöle wirken entgiftend, antibakteriell und pflegend und werden im Optimalfall mit entzündungshemmenden ätherischen Ölen kombiniert, die gleichzeitig für ein frisches Mundgefühl sorgen. Hierfür eignet sich z. B. ätherisches Pfefferminzöl. Für einen antiviralen Effekt und einen frischen Geschmack sorgt ätherisches Zitronenöl.

Ölziehen kann kurmäßig für rund einen Monat oder immer mal wieder bei Bedarf durchgeführt werden. Es hilft gegen Mundgeruch, Zahnfleischbluten und reduziert Zahnbeläge.

Anleitung zum Ölziehen

- Morgens auf nüchternen Magen 1 Esslöffel der Ölziehmischung „Gesund im Mund" für 10 bis 20 Minuten im Mund hin- und herbewegen.
- Der Mundraum wird gereinigt und die Entgiftung unterstützt, das Öl verfärbt sich zunehmend weißlich-gelblich.
- Abschließend wird das Ölgemisch in etwas Küchenpapier gegeben und im Mülleimer entsorgt.
- Nach dem Ölziehen den Mund mit Wasser ausspülen und wie gewohnt die Zähne putzen.
- Abends bei Bedarf wiederholen.

ÖLZIEHMISCHUNG „GESUND IM MUND"

Pflegt die Mundschleimhaut

50 ml Sesamöl
5 Tropfen Zitrone
1 Tropfen Pfefferminze

Ätherische Öle in ein Fläschchen träufeln, mit dem Sesamöl auffüllen und die Flasche gut schwenken. Sesamöl wirkt entgiftend, Pfefferminz- und Zitronenöl sorgen für ein frisches Mundgefühl.

Mundspülung

Mundspülungen ergänzen die Zahnpflege, wirken gegen Mundgeruch und schützen das Zahnfleisch. Viele käufliche erwerbbare Mundspülungen enthalten jedoch Alkohol. Darauf sollte in der Schwangerschaft verzichtet werden. Als Basis für unsere selbstgemachten Mundwässer verwenden wir alkoholfreies Pflanzenwasser. Als Zusatz sind ätherische Öle wie Pfefferminze und Zitrone sehr beliebt.

Manche Schwangere leiden an Erbrechen. Nach dem Erbrechen sollte mit der üblichen Zahnpflege immer mindestens 30 Minuten gewartet werden, denn der empfindliche Zahnschmelz kann durch die Magensäure in Kombination mit der Zahnbürste geschädigt werden. Direkt nach dem Erbrechen ist es deshalb sinnvoll, den Mund mit Wasser oder einer Mundspülung auszuspülen und so zu reinigen und zu erfrischen.

MUNDSPÜLUNG „FRISCHE"

Bei Übelkeit oder nach Erbrechen

50 ml Orangenblütenwasser
3 Tropfen Zitrone
1 Tropfen Pfefferminze

Zutaten mischen und vor jeder Anwendung schütteln. Einen Teelöffel in ein Glas lauwarmes Wasser geben und damit spülen.

Interview mit Julia Wiedemann, Hebamme und Yogalehrerin für Schwangere und Rückbildung

Wie bei vielen anderen Frauen ist meine Nase in der Schwangerschaft sehr empfindlich geworden. Manche Gerüche haben mich geekelt und mir wurde übel. Was steckt dahinter?

Mit Eintreten der Schwangerschaft wird der Körper mit Hormonen buchstäblich überflutet. Vor allem Beta-HCG und Progesteron steigen sehr schnell und sorgen dafür, dass sich die Schwangerschaft weiter entwickeln kann. Diese beiden Hormone sind es aber auch, die gerade in der Frühschwangerschaft für einen empfindlichen Geruchssinn und Übelkeit sorgen können. Das soll die werdende Mutter vor Speisen, Genussgiften und anderen Substanzen schützen, die dem Baby schaden könnten. Die Nase gibt also intuitiv vor, was guttut und was nicht.

Welche Erfahrungen hast du mit ätherischen Ölen bei schwangerschaftsbedingter Übelkeit gemacht?

Generell kann Aromatherapie in der Schwangerschaft eine große Hilfe sein, gerade bei Übelkeit. Der Körper ist in dieser Zeit extrem sensibel und reagiert gut auf Naturheilkunde. Bei Übelkeit habe ich gute Erfahrungen mit frischen Düften wie Grapefruit, Orange, Zitrone oder Mandarine gemacht, entweder als Raumduft, Raumspray oder als „Riechfläschchen" für die Tasche. Allerdings gibt es große Unterschiede, wie und worauf Frauen ansprechen. Manchen ist jedes ätherische Öl zu intensiv. Das muss man vorher ausprobieren.

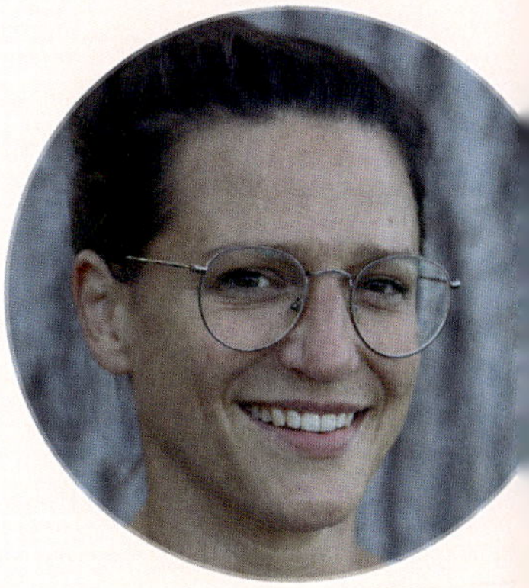

Du bist Yogalehrerin für Schwangere und unterrichtest auch zur Rückbildung. Welchen Effekt hat regelmäßiges Yoga in der Schwangerschaft für Mama und Kind?

Bewegung hat immer einen positiven Effekt auf Mutter und Kind, das ist inzwischen wissenschaftlich bewiesen. Vor allem Yoga ist in der Schwangerschaft ein großes Geschenk für beide, denn es unterstützt den mütterlichen Körper durch Kräftigung und Dehnung bei seiner großen Aufgabe. Gleichzeitig hilft es den Schwangeren, sich zu erden und in guten Kontakt mit dem Baby zu kommen. Nicht zuletzt schult es dabei, den eigenen Atem wahrzunehmen und zu vertiefen. Das ist eine gute Vorbereitung auf die Geburt.

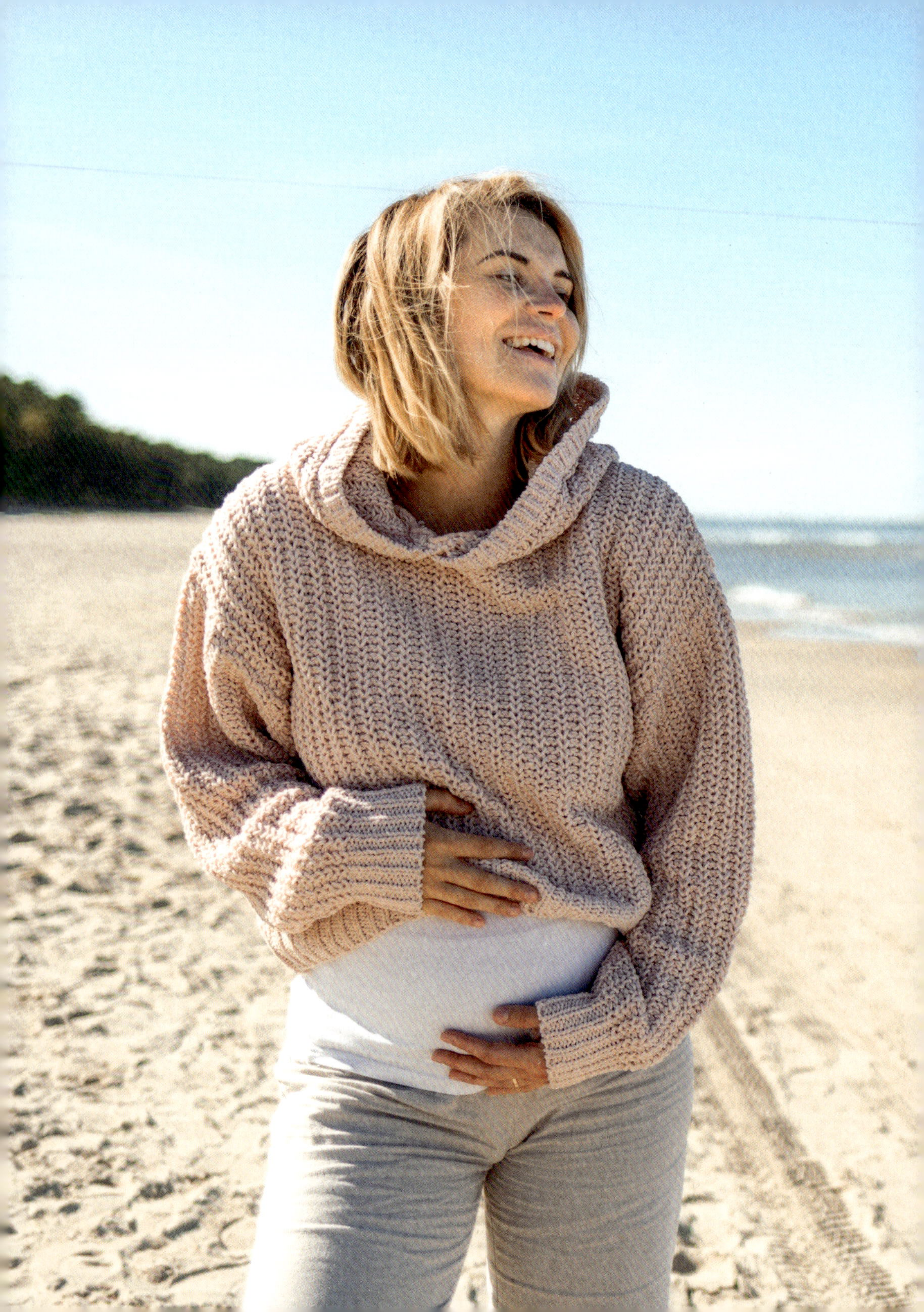

2. Trimester

Zeit des Wohlfühlens und der Energie

Schwangersein ist die schönste Form der Vorfreude.

Unbekannt

Das zweite Trimester gilt als die schönste Zeit der Schwangerschaft. Der Bauch wächst und die Menschen in der Umgebung nehmen die Veränderung jetzt deutlich wahr. Während dieser Phase dreht sich beim Fötus alles um Gewichts- und Größenzunahme. Er wächst deutlich, die Organe sind fertig ausgebildet und reifen. Weil Gebärmutter und Fötus nicht immer in gleichem Tempo wachsen, kann es zu Ziehen im Unterleib kommen. Sanfte Bewegungen des Babys sind ab der 18. Schwangerschaftswoche spürbar. Im Rahmen der Vorsorgeuntersuchungen können die Herztöne abgehört werden, was für viele Eltern ein bewegendes Erlebnis ist.

Während der Schwangerschaft nimmt der Fötus bereits Gerüche und Geschmäcker über das mütterliche Fruchtwasser auf. Geruchs- und Geschmacksvorlieben werden also schon im Mutterleib erlernt. Laut einer Untersuchung von Benoist Schaal und Kollegen in Frankreich bevorzugen Babys Gerüche von Nahrungsmitteln, die werdende Mütter in der Schwangerschaft zu sich genommen haben.

Prof. Dr. Pause erklärt: „Schon im Mutterleib werden Moleküle zu den Riechrezeptoren des ungeborenen Kindes transportiert und es nimmt an der Geruchswelt teil." Auch den Körpergeruch der Mutter lernen Kinder schon im Mutterleib kennen. „Über (…) Substanzen, die bei jeder Frau spezifisch und charakteristisch sind, gewöhnt sich der Fötus an die Gerüche der Mutter. Einmal auf der Welt, wird die Wirkung des Körpergeruchs der Mutter durch den engen Kontakt, beim Stillen oder auch nur beim Halten des Kindes, noch verstärkt." So beschreibt Professor Frasnelli die beruhigende Wirkung des Körpergeruchs der Mutter.

Der Körper der werdenden Mutter hat sich im zweiten Trimester vollkommen auf die Schwangerschaft eingestellt. Beschwerden des ersten Trimesters wie Übelkeit und Müdigkeit verschwinden meist. Auch die anfängliche Unruhe und Unsicherheit legen sich.

Das zweite Trimester ist als Wohlfühlzeit bekannt, viele Schwangere fühlen sich energiegeladen. Trotzdem sollte darauf geachtet werden, dass der Körper auf Hochtouren arbeitet und Pausen braucht.

Durch die stärker werdende hormonelle Veränderung in deinem Körper kann es nun häufiger zu Verdauungsstörungen, Kopf- oder Rückenschmerzen kommen. Ätherische Öle können dir zur Vorbeugung oder Linderung der Beschwerden hilfreich zur Seite stehen und etwas Erleichterung schaffen.

Verdauung

Durch den zunehmenden Anstieg der Konzentration des Gelbkörper-Hormons Progesteron im Blut entspannt sich die glatte Muskulatur des Darms, so dass es zu Darmträgheit, Stuhlverstopfung oder Blähungen kommen kann. Diese Symptome werden manchmal von krampfartigen Bauchschmerzen begleitet. Die wachsende Gebärmutter drückt außerdem auf den Darm und kann diesen Effekt noch verstärken.

Verstopfung und Blähungen sind zwar unangenehme, aber ganz normale Symptome, die während einer Schwangerschaft auftreten können. Ätherisches Ingweröl regt die Verdauung an. Deswegen wird es gerne gegen Blähungen eingesetzt.

Bei Verstopfung und krampfartigen Schmerzen helfen entkrampfende ätherische Öle wie Lavendel fein. Die enthaltenen Ester, z. B. Linalylacetat, wirken krampflösend. Lavendel fein hat außerdem einen beruhigenden Effekt auf die Psyche, wenn der werdenden Mutter „etwas auf den Magen schlägt". Auch die ätherischen Öle Majoran und Mandarine haben krampflösende Wirkungen. Empfehlenswert sind Mischungen für sanfte Bauchmassagen oder Kompressen.

Durch die trägere Verdauung können vergrößerte Hämorrhoiden entstehen, die schmerzhaft jucken. Lindernd wirken in diesem Fall unter anderem Mischungen mit ätherischen Ölen wie beispielsweise Patchouli, Rosengeranie oder Zypresse.

BAUCHÖL „BAUCHRUHE"

Zur Linderung von Krämpfen und Unterstützung der Verdauung

50 ml Johanniskrautöl
5 Tropfen Mandarine rot
5 Tropfen Ingwer (dest.)
3 Tropfen Lavendel fein
2 Tropfen Majoran

Ätherische Öle in das Johanniskrautöl geben und die Flasche gut schütteln. Die Ölmischung bei Bedarf auf den Bauch auftragen und im Uhrzeigersinn sanft einmassieren.

WARME KOMPRESSE „BAUCHWOHL"

Zur Linderung von Krämpfen

1 EL Mandelöl
1 Tropfen Majoran
1 Tropfen Lavendel fein

Ätherische Öle mit dem Mandelöl mischen und auf das Innentuch eines Bauchwickels oder auf eine ES-Kompresse geben (Kompresse mit eingeschlagenen Schnittkanten). Die Ölmischung erwärmt sich durch den Hautkontakt. Die Auflage mit einem Zwischentuch auf den Bauch legen. Das Unterhemd darüber ziehen und eventuell mit einem Bauchwickel fixieren. Bei Bedarf mit einem Kirschkernkissen zusätzlich erwärmen.

PFLEGEÖL „HÄMORRHOIDEN"

Zur Linderung des Juckreizes

50 ml Johanniskrautöl
4 Tropfen Zypresse
3 Tropfen Lavendel fein

Ätherischen Öle in eine Flasche träufeln und Johanniskrautöl dazugeben. Anschließend die Flasche kräftig schütteln. Die Ölmischung mehrmals täglich im Bereich des Afters auftragen.

Kopfschmerzen

Kopfschmerzen treten während der Schwangerschaft häufiger auf. Bewährt gegen Spannungskopfschmerzen hat sich das ätherische Öl der Pfefferminze. Es wirkt schmerzlindernd und erzeugt einen angenehmen Kühleffekt.

In verschiedenen wissenschaftlichen Studien hat sich die lokale äußerliche Anwendung mit ätherischem Pfefferminzöl als wirksam erwiesen. Demgemäß empfiehlt beispielsweise die Deutsche Migräne- und Kopfschmerzgesellschaft den oben genannten Einsatz von ätherischem Pfefferminzöl während der Schwangerschaft.

Ätherisches Pfefferminzöl wird immer nur punktuell und nicht großflächig angewendet. Praktisch ist in diesem Zusammenhang etwa ein

Roll-On, in dem das ätherische Öl mit einem Trägeröl gemischt wird. Sollten die Kopfschmerzen mit Verspannungen im Rückenbereich zusammenhängen, sind die ätherischen Öle Lavendel fein und Majoran durch ihre entspannende Wirkung sehr hilfreich.

ROLL-ON „KOPFSCHMERZ"

Schmerzlindernd und kühlend

10 ml Mandelöl
1 Tropfen Pfefferminze

Pfefferminzöl in ein Roll-On-Fläschchen träufeln und mit dem Mandelöl auffüllen. Das Fläschchen schwenken. Die kühlende Mischung bei Bedarf auf Schläfen, Stirn und im Bereich des Nackens auftragen. Statt Mandelöl kann auch Pfefferminzwasser verwendet werden. Dadurch verstärkt sich der Kühleffekt.

ENTSPANNENDES SCHULTERÖL

Wärmend und entspannend

50 ml Johanniskrautöl
7 Tropfen Mandarine rot
5 Tropfen Lavendel fein

Ätherische Öle mit Johanniskrautöl mischen. Bei Bedarf auf die Schultern auftragen und sanft einmassieren.

Rückenschmerzen

Da dein Körper mit jeder Schwangerschaftswoche nun zunehmend mehr Gewicht zu tragen hat, verändert sich im Laufe des zweiten Trimesters die Statik der Wirbelsäule. Der Bauch zieht das Gewicht nach vorne, das Becken kippt ebenfalls nach vorne und ein Hohlkreuz entsteht. In der Folge kann es zu Rückenschmerzen kommen. Die beste Gegenmaßnahme ist regelmäßige Bewegung wie Walken, Spazierengehen oder Schwimmen. Außerdem können Yoga- und Gymnastikkurse dienlich sein, die nicht nur die Körperhaltung positiv beeinflussen, sondern auch das Körpergefühl insgesamt stärken.

Besonders wohltuend sind Massageöle und warme Kompressen. Bei einer wohltuenden Massage kann dir dein Partner sehr behilflich sein und ihr könnt die gemeinsame Zeit genießen.

Besonders geeignet für Rücken-Mischungen sind schmerzlindernde ätherische Öle wie Cajeput, Ingwer, Rosmarin Cineol und Wacholderbeere. Auch krampflösende ätherische Öle wie Jasmin, Kamille römisch, Lavendel fein, Mandarine rot, Majoran und Neroli haben sich bewährt. Als Basisöl verwende ich gerne das schmerzlindernde und wärmende Johanniskrautöl.

MASSAGEÖL „STARKER RÜCKEN"

Stärkend und krampflösend

50 ml Johanniskrautöl
5 Tropfen Mandarine rot
5 Tropfen Wacholderbeere
2 Tropfen Rosmarin Cineol

Ätherische Öle in eine Flasche träufeln und mit Johanniskrautöl auffüllen. Die Flasche schütteln. Die wärmende Mischung für Massagen und Ölkompressen verwenden.

MASSAGEÖL „WOHLTAT"

Schmerzlindernd und krampflösend

50 ml Johanniskrautöl
5 Tropfen Cajeput
5 Tropfen Ingwer

Ätherische Öle in eine Flasche träufeln, mit Johanniskrautöl auffüllen. Die Flasche schütteln. Die wärmende Mischung für Massagen und Ölkompressen verwenden.

MASSAGEÖL „LASS EINFACH LOS"

Entspannend und befreiend

50 ml Mandelöl
6 Tropfen Mandarine rot
4 Tropfen Lavendel fein

Ätherische Öle in eine Flasche träufeln, mit Johanniskrautöl auffüllen und die Flasche schütteln.

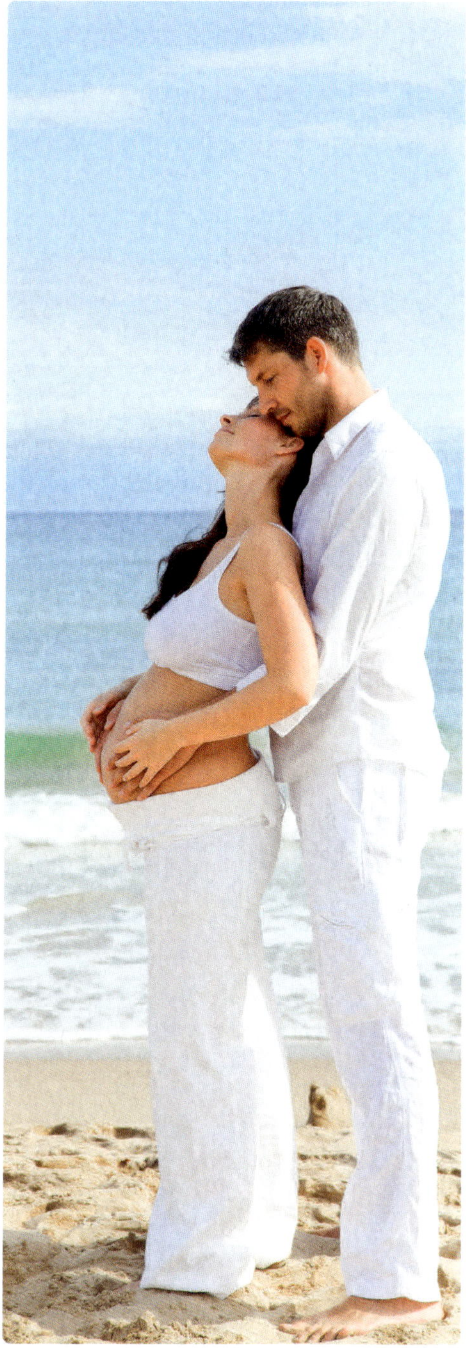

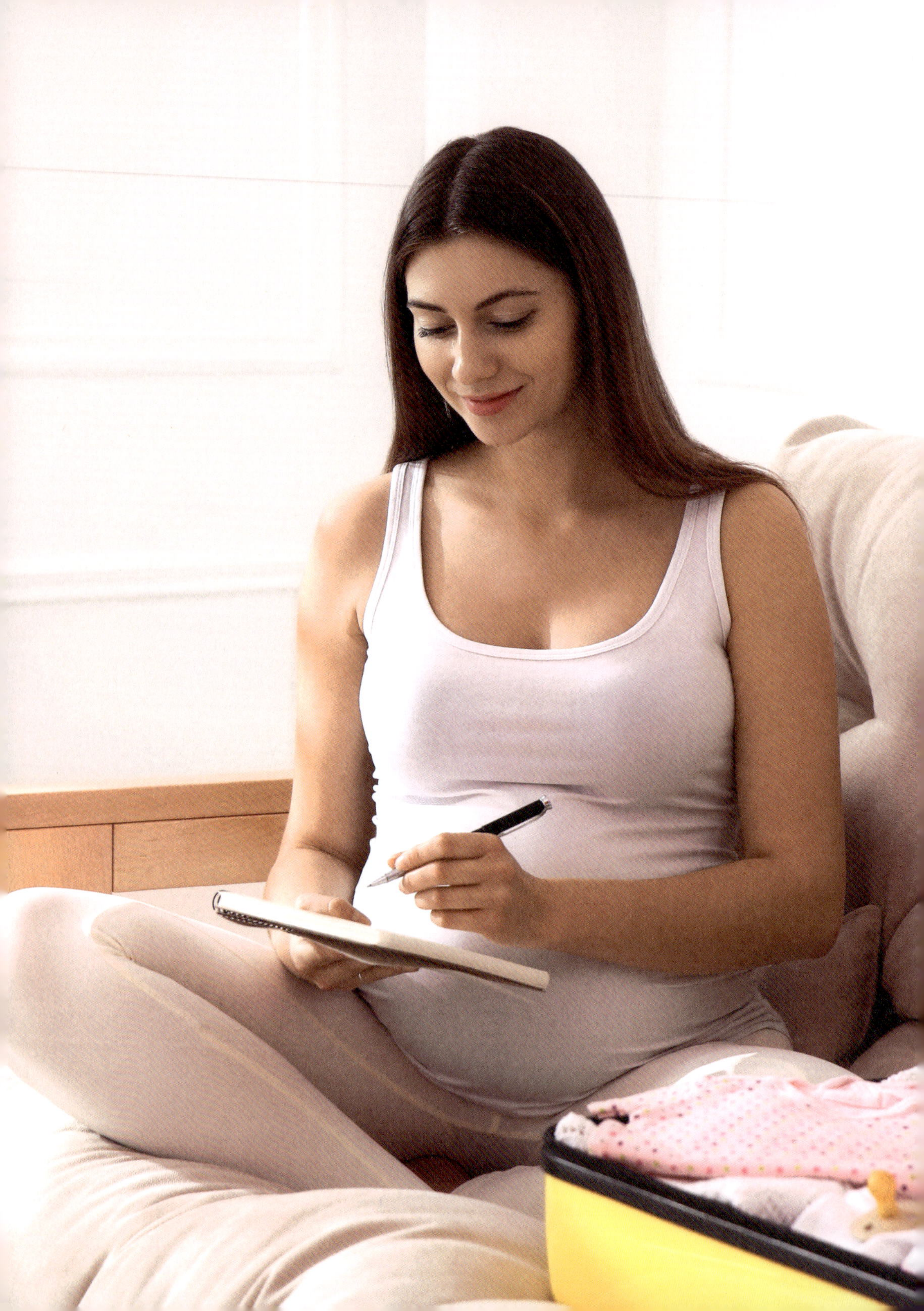

3. Trimester

Zeit der Vorfreude und Vorbereitung

Manchmal nehmen die kleinsten Dinge den größten Platz in unseren Herzen ein.

Zitat aus „Puh der Bär" von Alain Alexander Milne

Das dritte Trimester umfasst das letzte Drittel, also die letzten zwölf Wochen einer Schwangerschaft. Der Fötus nimmt weiter an Gewicht und Größe zu. Seine Entwicklung ist fast abgeschlossen, er muss nur noch wachsen, Fettpolster aufbauen und seine Organfunktionen verfeinern.

Die Schwangerschaft beansprucht den Körper der Mutter jetzt deutlich. So wird etwa das Zwerchfell nach oben gedrückt, wodurch tiefes Atmen immer schwerer fällt. In der Folge fühlen sich die Schwangeren häufiger erschöpft und müde. Manche Frauen spüren erste Vorwehen, die durch eine kurzzeitige Verhärtung des Bauches entstehen. Gegen Ende der Schwangerschaft sinkt die Gebärmutter tiefer ins Becken. Dadurch können sich Beschwerden wie Kurzatmigkeit und Sodbrennen verringern.

Allmählich rückt die Geburt immer näher. Schon ab der 24. Schwangerschaftswoche besuchen die meisten schwangeren Frauen Geburtsvorbereitungskurse, in denen wichtige Atem- und Entspannungsübungen vermittelt werden. Das regelmäßige Üben bildet eine wichtige Säule der Geburtsvorbereitung. Auch mit der geburtsvorbereitenden Dammmassage wird üblicherweise ab der 34. Schwangerschaftswoche begonnen. Ätherische Öle bieten in diesem Zusammenhang eine wertvolle Unterstützung. Auch bei Bauchverhärtung und Wassereinlagerungen kommen entspannende Düfte und aquaretische (also die Wasserausscheidung anregende) Öle zum Einsatz.

Ödeme

Hormonell bedingt kann sich vermehrt wässrige Flüssigkeit im Gewebe ansammeln, weshalb es häufiger zu Ödemen kommen kann, meist an Beinen und Füßen. Die Muskel-Venen-Pumpe, die für den Bluttransport von den Beinen zum Herz verantwortlich ist, arbeitet weniger effektiv, und es wird weniger Flüssigkeit aus dem Gewebe abtransportiert.

Besonders im Sommer, wenn sich die Blutgefäße durch die Wärme weiten und sich der Druck verändert, gelangt mehr Flüssigkeit in das umliegende Gewebe. In der Regel verschwinden Ödeme durch Hochlagern der Beine. Vorsicht ist geboten, wenn die Wasseransammlungen plötzlich entstehen und sich nicht zurückbilden. In diesem Fall sollten die Symptome von einem Arzt untersucht werden. Bei Ödemen im Anfangsstadium helfen folgende Maßnahmen:

- Beine hoch lagern
- Stress reduzieren und zur Ruhe kommen
- Regelmäßig bewegen (z. B. Schwimmen, Walken, Spazierengehen)
- Kompressionsstrümpfe tragen.

Zusätzlich und unterstützend können ätherische Öle eingesetzt werden. Wacholderbeerenöl (Juniperus communis) wirkt aquaretisch, regt also die Wasserausscheidung an. Ätherisches Zypressenöl wirkt entstauend auf das lymphatische System und ebenfalls leicht aquaretisch.

Ätherisches Wacholderbeerenöl – Vorsicht: Verwechslungsgefahr!

Bei der Verwendung von ätherischem Wacholderbeerenöl ist es besonders wichtig, auf die genaue botanische Bezeichnung der Pflanze, nämlich *„Juniperus communis“* zu achten, aus der das Öl gewonnen wird. Es gibt andere Juniperus-Arten, deren Öle während der Schwangerschaft nicht verwendet werden dürfen. Hierzu zählen das abortiv wirkende Öl des Sadebaums (*Juniperus sabina*) und das Öl von einigen amerikanischen Wacholderarten wie z. B. des Virginischen Wacholders (*Juniperus virginiana*), ein Baum, der manchmal auch als „Zeder“ (Red Cedar) bezeichnet wird.

BEINSPRAY „LEICHTIGKEIT"

Straffend und pflegend

50 ml Orangenblütenwasser
50 ml Calendulaöl
10 Tropfen Wacholderbeere
10 Tropfen Zitrone

Ätherische Öle in eine Sprühflasche träufeln und Orangenblütenwasser und Calendulaöl dazugeben. Statt Orangenblütenwasser eignet sich auch Hamameliswasser sehr gut. Es entsteht eine Schüttelemulsion, die vor jeder Anwendung wieder neu aufgeschüttelt werden muss. Bei Bedarf die Mischung direkt auf die Beine sprühen.

BEINWICKEL „LEICHTE BEINE"

Zur Förderung der Entwässerung

1 EL Obstessig
1 l lauwarmes Wasser
3 Tropfen Orange
2 Tropfen Lavendel fein
2 Tropfen Wacholderbeere

Ätherische Öle mit dem Obstessig mischen und in das lauwarme Wasser geben. Zwei kleine Handtücher darin tränken, um die Unterschenkel legen und mit einem trockenen Handtuch bedecken. Den Wickel zweimal täglich anwenden. Wichtig: Geschwollene Beine sind immer ärztlich abzuklären.

Wadenkrämpfe

Zum Ende der Schwangerschaft können vor allem nachts, wenn du zur Ruhe kommst, Wadenkrämpfe auftreten. Sie können sehr schmerzhaft sein, sind aber zum Glück meistens nur von kurzer Dauer. Neben dem Einsatz von Nahrungsergänzungsmitteln nach ärztlicher Absprache, können Dehnübungen und Wadenmassagen helfen. Wenn der Bauch bereits zu groß ist, um diese entspannt selbst durchzuführen, kann dich vielleicht jemand dabei unterstützen. Ein Massageöl mit Zusätzen von entspannend wirkenden ätherischen Ölen ist schnell selbst hergestellt. Bewährt haben sich die ätherischen Öle Lavendel fein und Majoran. Mandelöl ist für die Hautpflege sehr vielseitig einsetzbar. Deshalb ist es sinnvoll, Mandelöl immer in einer größere Menge (½-Liter-Flasche) im Haus zu haben.

WADENÖL „ENTSPANNUNG"

Entspannend und pflegend

2 EL Mandelöl
1 Tropfen Lavendel fein
1 Tropfen Majoran

Ätherische Öle in das Mandelöl träufeln und abends vor dem Schlafengehen auf die Waden auftragen und leicht einmassieren.

Majoranöl – Immer den botanischen Namen der Pflanze im Blick behalten!

Majoranöl wird aus echtem Majoran mit dem botanischen Namen *Origanum majorana* gewonnen. Es hilft bei Muskelkrämpfen und psychischer Anspannung. Es beinhaltet zum größten Teil sehr gut verträgliche Monoterpenole und Monoterpene. Echtes Majoranöl darf mit folgenden Ölen nicht verwechselt werden:

- Oregano (*Origanum vulgare*): Aufgrund seines hohen Phenolgehalt (bis zu 75 % Carvacrol) ist es für Schwangere, Babys und Kleinkinder nicht geeignet.
- Spanischer Majoran (*Thymus mastichina*): Enthält mehr als 50 % 1,8 Cineol und hat damit eine völlig andere Zusammensetzung und Wirkung als das echte Majoranöl (*Origanum majorana*).

Übungswehen

Übungswehen und Senkwehen (Vorwehen) gehen im Verlauf der Schwangerschaft ineinander über. Die erfahrene Hebamme und bekannte Autorin Ingeborg Stadelmann beschreibt diesen Vorgang in Ihrem Buch „Die Hebammensprechstunde" wie folgt:

„Die Gebärmutter führt während der ganzen Schwangerschaft bis hin zur Geburt (…) `Wehenübungen´ durch. (…) Für die werdende Mutter sind sie eine gute Gelegenheit, ihre Atemübungen zu machen. Die Wehenübungen dienen der Gebärmutter außerdem zur Aufrechterhaltung einer guten Durchblutung, denn nur dann wird der Mutterkuchen (Plazenta) gut versorgt werden, damit das Kind wachsen und gedeihen kann."

Wird dein „Babybauch" zum Ende der Schwangerschaft nun immer häufiger hart, ist dies somit kein Grund zur Besorgnis, sondern eine natürliche Reaktion deines Körpers, der sich langsam auf die Geburt vorbereitet.

Sanfte Entspannung verschaffen dir Einreibungen mit einem Bauchöl mit Zusatz von Majoranöl. Es wirkt krampflösend und hilft gleichzeitig, psychische Anspannungen abzulegen.

BAUCHÖL „ENTSPANNUNG"
Entkrampfend und entspannend

50 ml Mandelöl
3 Tropfen Majoran
3 Tropfen Lavendel fein
3 Tropfen Neroli 10 %

Ätherische Öle und Mandelöl in eine Flasche geben und diese gut schütteln. Die Mischung auf die Bauchdecke auftragen und vorsichtig von oben nach unten auf dem Bauch verstreichen.

FEUCHTWARMER BAUCHWICKEL
Entkrampfend und beruhigend

Warmes Wasser
1 x Innentuch aus Leinen
1 x Zwischentuch aus Baumwolle
1 x wärmendes Außentuch z. B. aus gewalkter Schafschurwolle

Innentuch in warmes Wasser tauchen, gut ausdrücken und auf den Bauch legen. Mit dem Zwischentuch das feuchte Innentuch abdecken. Zum Schluss mit dem Außentuch alles abdecken oder den gesamten Bauch damit umwickeln. Bei Bedarf zusätzlich eine Wärmeflasche auflegen. Für ca. 20 Min. unter einer warmen Decke ruhen. Anschließend das Bauchöl „Entspannung" auftragen und sanft in die Haut einmassieren.

Geburtsvorbereitung

Für die Geburtsvorbereitung gibt es ein breites Angebot an Kursen mit und ohne Partner. Geburtsvorbereitungskurse sollten in jedem Fall wahrgenommen werden, da nicht nur die Übungen für den Geburtsprozess sehr wertvoll sind, sondern auch soziale Kontakte geknüpft werden können, die sich häufig weit über die Kursteilnahme hinaus erhalten. Wenn du Freude an der Aromatherapie gefunden hast, kann ich dir empfehlen, bereits für die Vorbereitungskurse eine Hebammenpraxis auszuwählen, die u. a. aromatherapeutische Unterstützung in ihrem Programm anbietet. Es gibt ein sehr breites Netzwerk von Hebammen, die aromatherapeutisch geschult sind und bei Beschwerden individuelle Unterstützung anbieten können, die weit über die Rezepturen in diesem Buch hinausgehen.

Besonders wohltuend waren für mich zusätzlich mentale Geburtsvorbereitungskurse, etwa in Form von HypnoBirthing, wo viele hilfreiche Atem- und Entspannungstechniken erlernt werden.

Ab der 34. Schwangerschaftswoche wirst du deine „Kliniktasche" fertig gepackt haben. Damit auch deine duftenden Mischungen dabei sind, findest auf Seite 51 eine Liste mit den wichtigsten duftenden Begleitern.

Dammmassage

Die Dammmassage spielt in der Geburtsvorbereitung eine ganz wichtige Rolle. Als Damm wird der Bereich zwischen den äußeren Schamlippen und dem After bezeichnet. Dieses Gewebe muss sich während der Geburt stark dehnen. Während der Geburt kann der Damm durch Reißen des Gewebes oder durch einen gezielten Dammschnitt verletzt werden.

Um dem vorzubeugen, werden ab der 34. Schwangerschaftswoche regelmäßige Dammmassagen empfohlen. Durch die Massagen wird der Damm dehnbarer gemacht und auf die Beanspruchung während der Geburt vorbereitet. Einer Studie von Wissenschaftlern aus Nigeria zufolge lag die Häufigkeit eines Dammschnitts mit 37,7 Prozent in der Massagegruppe deutlich niedriger als in der Kontrollgruppe mit 58,2 Prozent. Untersucht wurden 108 Erstgebärende. Etwas mehr als die Hälfte der Frauen in der Massagegruppe (50,9 Prozent) erlitt keinerlei Dammverletzungen. In der Vergleichsgruppe waren es nur 29,1 Prozent.

Die Dammmassage wird täglich für etwa fünf bis zehn Minuten durchgeführt, entweder im Sitzen oder im Stehen. In sitzender Position kann ein Kissen im Rückenbereich für eine bequemere Haltung sorgen. Bei stehender Ausführung ist zu empfehlen, ein Bein erhöht zu stellen. Hierzu eignet sich beispielsweise der Badewannenrand. Für die Massage wird etwas Öl auf die Finger gegeben und mit dem Daumen in der Scheide vorsichtig vorangetastet. Dann wird behutsam in Richtung After gedehnt. Der Bereich des Damms (zwischen After und Scheide) und das Gewebe rund um die Scheidenöffnung in kreisenden oder sternförmigen Bewegungen massieren. Für die Dammmassage eignen sich Zusätze von hautpflegenden ätherischen Öle wie Rose und Rosengeranie sowie Muskatellersalbei, welches auf psychischer Ebene hilft, die eigenen Grenzen zu überwinden. Als Basisöl wird gerne Weizenkeimöl verwendet. Die Autorin Ruth von Braunschweig beschreibt in ihrem bekannten Buch „Pflanzenöle" die Wirkung des Weizenkeimöls auf unsere Haut folgendermaßen:

Es „...hält das Bindegewebe gesund. Bewährt hat es sich bei Schwangerschaftsstreifen und in Dammmassageölen. (...) (Es) macht die Haut weich und widerstandsfähig."

Alternative Basisöle wären das durchblutungsfördernde Johanniskrautöl und das hautregenerierende Calendulaöl.

Interview mit Gabriele Mooser, Hebamme

Viele Hebammen verwenden ätherische Öle in ihrer Praxis. Wann bist du zum ersten Mal damit in Berührung gekommen?

In meiner Rolle als Hebamme zum ersten Mal vor 27 Jahren. Während meiner Ausbildung in Aschaffenburg wurden im Kreißsaal Einzelöle und Ölmischungen von Ingeborg Stadelmann verwendet. Das war damals sehr fortschrittlich.

Während deiner langjährigen Tätigkeit als Hebamme hast du viel Erfahrung mit ätherischen Ölen gesammelt. Welche Anwendungen in der Schwangerschaft haben dich besonders überzeugt?

Das Dammmassageöl von Ingeborg Stadelmann. Das war die erste Mischung, die es im geburtshilflichen Bereich überhaupt gab. Durch die Dammmassage konnte die Dammschnittrate erheblich gesenkt werden, sodass er mittlerweile eher zur Ausnahme geworden ist. Die Anwendung bewirkt, dass das Gewebe gedehnt und für den Druck durch das kindliche Köpfchen gut vorbereitet ist. Als fette Öle empfehle ich Johanniskrautöl, Weizenkeimöl und Hagebuttenkernöl (Wildrosenöl), als ätherische Öle Rose und Muskatellersalbei.

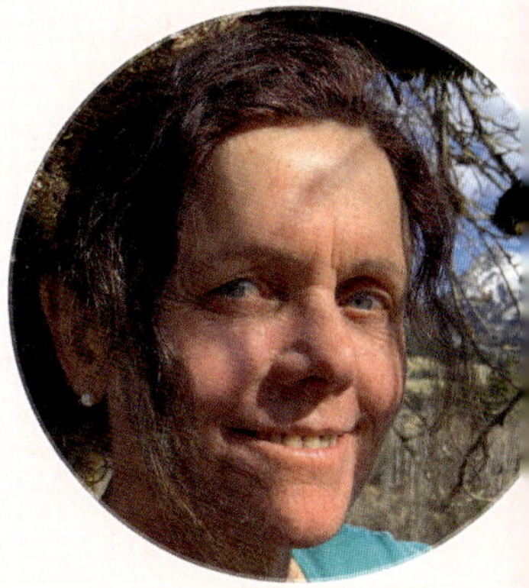

Bei vorzeitigen Wehen sind entspannende Öle wie Majoran hilfreich. Sie können in einer entspannenden Ölmischung für eine sanfte Einstreichung (vom Schambein aus Richung Oberbauch, also von unten nach oben) oder in einer Ölmischung für eine feuchtwarme Auflage eingesetzt werden.

Welche ätherischen Öle empfiehlst du zur Geburtsvorbereitung und während der Geburt?

Während der Geburt aphrodisierende und entspannende Öle wie Lavendel, Mandarine rot, Rose, Ylang Ylang, Jasmin, Sandelholz, Bergamotte oder Grapefruit. Ihr Duft verändert die Atmosphäre im Geburtsraum, die Frau fühlt sich wohl, geborgen, kann sich öffnen und dem Geburtsgeschehen hingeben. Geburt hat viel mit Sexualität zu tun. Michel Odent schreibt: „Ein Kind sollte in der Atmosphäre geboren werden, in der es entsteht". Muskatellersalbei kann die Ausschüttung von wehenanregendem Oxytocin unterstützen. Sein Duft geht an keiner Nase vorbei, auch nicht an der des Arztes, entspannt also alle Beteiligten.

DAMMMASSAGEÖL „HAUTWOHL"

Pflegend und vorbereitend

20 ml Calendulaöl
20 ml Weizenkeimöl
2 Tropfen Rose 10 %
1 Tropfen Muskatellersalbei

Die ätherischen Öle in ein 50-ml-Fläschchen träufeln, mit Calendula- und Weizenkeimöl auffüllen und die Flasche gut schütteln. Etwas Öl auf die Finger geben und wie auf Seite 48 beschrieben eine Dammmassage durchführen.

DAMMMASSAGEÖL „WILDE ROSE"

Durchblutungsfördernd

20 ml Wildrosenöl
20 ml Johanniskrautöl
3 Tropfen Rose 10 %

Das ätherische Rosenöl in ein 50-ml-Fläschchen träufeln und mit dem Wildrosen- und dem Johanniskrautöl auffüllen. Die Flasche gut schütteln, damit sich alle Bestandteile vermischen. Etwas Öl auf die Finger geben und wie auf Seite 48 beschrieben eine Dammmassage durchführen.

Bis zu 5000 kg Rosenblüten werden gepflückt und destilliert, damit ca. ein Liter 100 %iges ätherisches Rosenöl gewonnen werden kann.

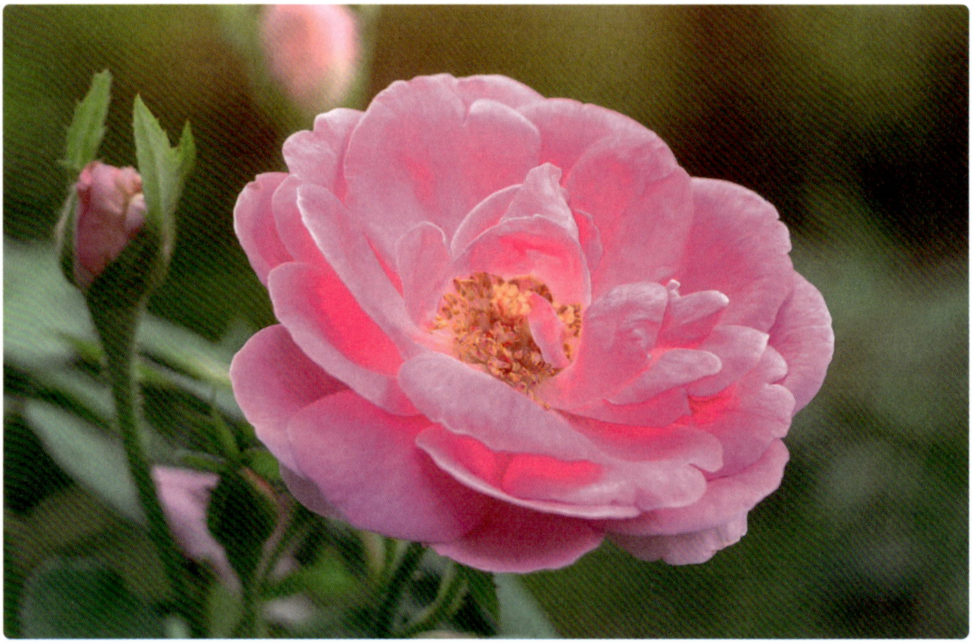

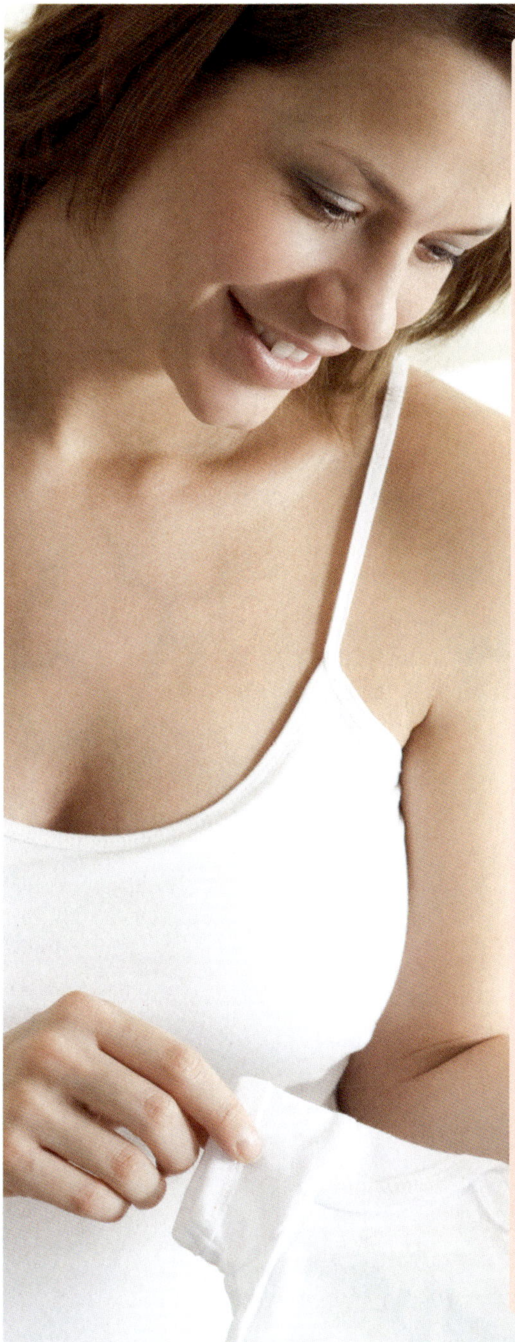

Duftende Begleiter für deine Kliniktasche

Geburtsprozess:

- Deine persönliche Duft-Anker-Mischung
- Duftwatte „Loslassen“
- Massageöl „Rückenwohl“
- Deine persönliche Duftmischung zur Raumbeduftung oder als Raumspray
- Badesalz „Loslassen“ oder das Badeöl „Entspannung“
- Körperspray „Erfrischung“

Wochenbett:

- Rosenhydrolat & Brustwarzenbalsam „Pflege“
- Sitzbad & Dusche „Dammwohl“

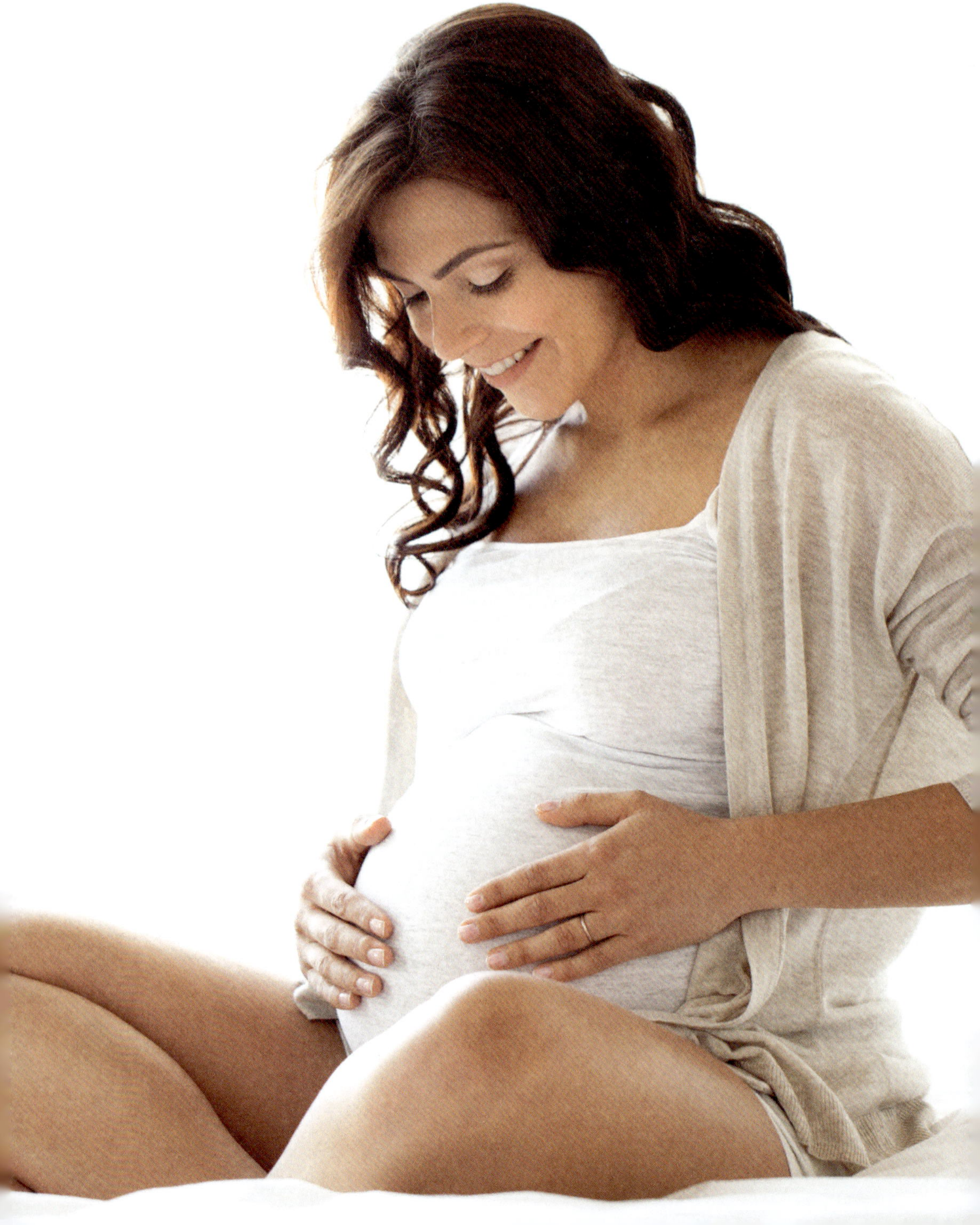

Geburt

Zeit des Loslassens

... wenn alles in deinem Körper offen, frei und entspannt ist, auch der Mund, der Hals, die Hände, die Augen, dann brauchst du im Grunde nichts mehr zu tun ...

Frederick Leboyer

Ein Kind zu gebären bedeutet, sich einzulassen auf das, was kommt, und loszulassen. Damit das geschehen kann, muss die Umgebung Schutz und Geborgenheit ausstrahlen. Die Anwesenheit und der Kontakt zur Hebamme, dem Partner oder einer Doula (Geburtsbegleiterin) sorgen dafür, dass sich die Gebärende geschützt und geborgen fühlt. Dein*e Partner*in kann z. B. zwischen den Wehen eine Rückenmassage mit einem Massageöl durchführen oder während der Wehen mit den Händen Druck auf den unteren Rückenbereich ausüben, je nachdem, was dir während der Geburt guttut. Ätherische Öle helfen, indem sie stimmungsaufhellend, angstlösend oder entspannend wirken. Die erfahrene Hebamme und Aromatherapeutin Gabriele Mooser sagt dazu:

„Die Geburt ist ein in sich vollkommener Prozess und erfordert Geduld."

„Die Raumbeduftung tut ihre Wirkung. (...) Duftmoleküle gehen an keiner Nase vorbei. Auch nicht an der Nase des Arztes, der den Kreißsaal betritt."

Der Duft der Damaszener-Rose (Rosa x damascena) hat sich in der Geburtshilfe besonders bewährt. Das ätherische Öl dieser Rose schafft eine harmonische Stimmung und wirkt angstlösend. Eine Studie aus dem Jahr 2014 untersuchte die Effekte von ätherischem Rosenöl während der Geburt. 120 Erstgebärende wurden in drei Gruppen aufgeteilt: Ein Drittel der Frauen inhalierte Rosenöl und bekam ein Fußbad mit einem Rosenöl-Zusatz. Das zweite Drittel machte ein Fußbad ohne Duft und das letzte Drittel bekam die Standardbetreuung. In der Duftgruppe waren die Angstwerte signifikant niedriger.

Weitere hilfreiche ätherische Öle für die Geburt sind Lavendel fein, Rosengeranie, Muskatellersalbei und Ylang Ylang, die entspannend wirken. Auch für einen Duft-Anker, der schon zur Geburtsvorbereitung verwendet wird, sind diese Düfte beliebt. Ätherische Öle können während der Geburt als Raumduft, erfrischendes Körperspray, in Massagemischungen uvm. angewendet werden. Körperliche Berührungen und Massagen helfen loszulassen und zu entspannen.

RAUMDUFT „YLANG YLANG"

Zur Entspannung

3 Tropfen Mandarine rot
1 Tropfen Ylang Ylang

Ätherische Öle auf einen Duftstein, in einen Riechstick oder zur Raumbeduftung in Duftlampe oder Vernebler geben.

RAUMDUFT „JASMIN"

Angstlösend und beruhigend

3 Tropfen Bergamotte
1 Tropfen Jasmin 4 %

Ätherische Öle auf einen Duftstein, in einen Riechstick oder in Duftlampe bzw. Vernebler geben.

Tipp

Geburtsvorbereitende Übung: „Die sich öffnende Blüte"

Im HypnoBirthing wird eine Übung mit dem Namen „Die sich öffnende Blüte" angewendet. Diese Übung ist besonders in den letzten Tagen der Schwangerschaft und in den Wehenpausen während des Geburtsprozesses sehr hilfreich. Durch eine entspannend wirkende Atemtechnik (siehe Seite 27) bringst du dich in einen ruhigen Zustand und schließt die Augen. Du stellst dir vor, wie sich dein Kind nach unten bewegt. In deiner Vorstellung öffnet sich der Damm allmählich, genau wie die Blütenblätter einer Rose. Die Übung lässt sich besonders gut mit dem Raumduft „Rose" kombinieren.

RAUMDUFT „ROSE"

Angstlösend und aufhellend

3 Tropfen Orange
1 Tropfen Rose 10%

Ätherische Öle auf einen Duftstein, in einen Riechstick oder zur Raumbeduftung in Duftlampe bzw. Vernebler geben.

RAUMDUFT „LAVENDEL"

Entspannend und aufhellend

3 Tropfen Orange
1 Tropfen Lavendel fein

Ätherische Öle auf einen Duftstein, in einen Riechstick oder zur Raumbeduftung in Duftlampe bzw. Vernebler geben.

AUFLAGE „KREUZBEIN"

Beruhigend und entspannend

2 EL Mandelöl
4 Tropfen Mandarine rot
3 Tropfen Rosengeranie
1 Tropfen Neroli 10%

1 TL der Mischung auf ein mit warmem Wasser angefeuchtetes Baumwolltuch geben und dieses auf das Kreuzbein legen. Bei Bedarf so oft wiederholen, wie es für dich angenehm ist.

DUFTWATTE „VERTRAUEN"

Angstlösend und harmonisierend

1 Tropfen Rose 10%

Ätherisches Öl auf einen Wattebausch oder auf ein Wattepad geben. Watte in die Hand nehmen und den Duft in den Pausen zwischen den Wehen einatmen.

MASSAGEÖL „RÜCKENWOHL"

Öffnend und entspannend

10 ml Mandelöl
2 Tropfen Lavendel fein
1 Tropfen Muskatellersalbei

Ätherische Öle mit Mandelöl mischen. Zur Unterstützung der Geburtsarbeit zwischen den Wehen auf den Rücken auftragen und sanft einmassieren lassen.

DUFTWATTE „LOSLASSEN"

Zur Unterstützung des Geburtsprozesses

1 Tropfen Lavendel fein
1 Tropfen Muskatellersalbei

Ätherische Öle auf einen Wattebausch oder ein Wattepad geben. Watte in die Hand nehmen und zwischen den Wehen den Duft einatmen.

Interview mit Christine Fischer (HypnoBirthing Allgäu), zertifizierte HypnoBirthing Kursleiterin, ausgebildete Mentaltrainerin

Liebe Christine, du bist durch die Geburten deiner drei Kinder auf HypnoBirthing gestoßen. Welche Erfahrungen hast du damit gemacht?

Bei meiner zweiten Schwangerschaft bekam ich den Tipp, HypnoBirthing zu machen. Mein Mann und ich waren damit gut vorbereitet und bekamen unser zweites Kind völlig interventionsfrei.

Die Anfangszeit war so wundervoll anders, positiv, kein Vergleich zur ersten Geburt. Ganz wichtig war für mich zu erfahren, dass alle Gefühle bei der Geburt auch vom Umfeld abhängen: den Geräuschen, der Temperatur, den Gerüchen oder auch der Stimmung im Raum. Trotz intensiver Vorgänge im Körper bei allen Geburten habe ich die zweite und dritte Geburt dadurch ganz anders wahrgenommen. Aus meiner Sicht ist es wichtig, gut gerüstet und angstfrei in die Geburt zu gehen.

Welche Rolle spielen ätherische Öle beim HypnoBirthing?

Im HypnoBirthing können natürliche Düfte verwendet werden, um das Wohlgefühl in der Schwangerschaft und während der Geburt zu steigern und beispielsweise das Geburtsvertrauen tief zu verankern. Es ist von Frau zu Frau individuell, welche ätherischen Öle dafür bevorzugt werden.

Verrätst du uns eine konkrete Entspannungstechnik zur Geburtsvorbereitung mit ätherischen Ölen?

Das sogenannte „Ankern" aus dem Mentaltraining hilft, nach einer gewissen Übungszeit Entspannung „auf Knopfdruck" zu erwirken. Durch das „Ankern", bei dem gerne auch ätherische Öle eingesetzt werden, kann man bei einer fordernden Geburtssituation vom eingeübten Reiz profitieren.

Die Körper-Geist-Entspannung entsteht wie beim klassischen Konditionieren wie von selbst. Das kann eine wahre Kraftquelle sein!

Bei der Auswahl des „Anker-Dufts" ist es wichtig, dass dieser spezielle Duft unbesetzt ist, also, dass es keine anderen Assoziationen hierzu gibt.

Der Vorteil des Duft-Ankers ist, dass die gebärende Frau während der Geburt für den Einsatz eines Duft-Ankers keine anderen Personen braucht und ihn nach Bedarf anwenden kann. Sie riecht am Ankerduft, wenn sie emotionale Unterstützung benötigt. Der positive Reiz wird, wenn er vorher eingeübt wurde, sofort wiedererkannt. Kurzes Riechen genügt – dann wird er wieder beiseitegestellt.

- Für die Wirksamkeit eines Duft-Ankers ist es wichtig, den Duft zuerst mindestens ein bis zwei Monate einzuüben, um ihn für eine herausfordernde Situation, wie beispielsweise den Geburtsprozess, einsetzen zu können.

- Vorerst achtet die werdende Mama einfach auf ihren Atem und lässt ihn mehrmals ein- und ausströmen. Es sollte zwei- bis dreimal wöchentlich ungestört Zeit für diese Übung eingeplant werden.

- Mit sanft geschlossenen Augen werden angenehme und intensive Farben visualisiert, die Sicherheit und Geborgenheit geben.

- Je persönlicher und positiver dieses schöne Bild ist, umso besser. Es geht hier nicht um Realitätstreue, sondern um ein maximal attraktives Szenario. Das innere Bild bringt Elan, vermittelt Ruhe, Zuversicht und Vertrauen in den gebärenden Körper.

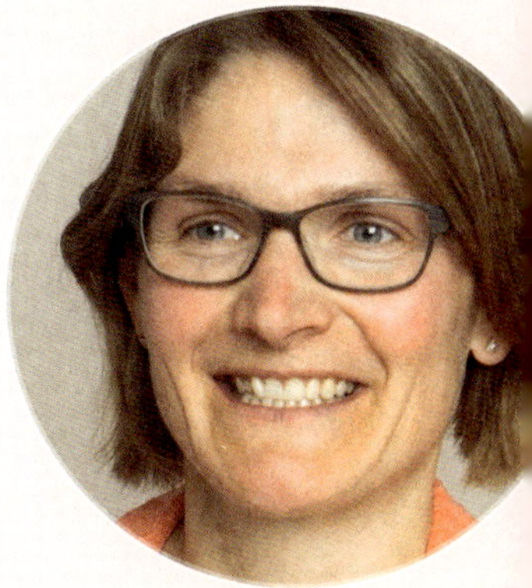

- Um diese Visualisierung im Unterbewusstsein zu verankern, kommt der Reiz, das wichtigste Element, hinzu. Hierfür kann ein Duft in Form eines ätherischen Öles gewählt werden. Um während der Geburtssituation zu profitieren, wird der Duft am absoluten Höhepunkt der Visualisierung eingesetzt. Hier kann der Partner behilflich sein und in totaler Entspannung das ätherische Öl für mehrere Atemzüge unter die Nase halten.

Gut zu wissen

Für die Raumbeduftung während der Schwangerschaft und für die Duftbegleitung zu allgemeinen Wohlfühl-Übungen sollte nicht der spezielle Duft des Geburts-Duft-Ankers verwendet werden.

Erfrischende Körpersprays

Während der Geburt habe ich persönlich gute Erfahrungen mit meinem individuellen Körperspray gemacht. Es schenkt Frische und hat mich dank der enthaltenen ätherischen Öle, wie z. B. Neroliöl, dabei unterstützt, zur Ruhe zu kommen und mich auf meine Atmung zu konzentrieren. Empfehlenswert ist es, Lieblingsdüfte mit Orangenblütenwasser oder Rosenwasser zu mischen. Orangenblütenwasser erfrischt und hilft in aufregenden Situationen, konzentriert und ruhig zu bleiben. Rosenwasser wirkt ähnlich erfrischend wie Orangenblütenwasser auf der Haut. Zusätzlich unterstützt der Duft das Loslassen und die „Herzöffnung" während des Geburtsprozesses und hilft dir und allen Geburtsbeteiligten emotional harmonisch und ausgleichend zu agieren.

KÖRPERSPRAY „ERFRISCHUNG"

Beruhigend und stärkend

20 ml Orangenblütenwasser
1 Tropfen Neroli 10 %
1 Tropfen Orange

Ätherische Öle in ein Sprühfläschchen träufeln und mit Orangenblütenwasser auffüllen. Das Fläschchen schütteln. Bei Bedarf auf Arme und Dekolleté aufsprühen.

Geburtsbad

In den meisten Geburtseinrichtungen steht eine Badewanne für die Geburt bereit. Manche Frauen entscheiden sich dafür, die Wehen im Wasser zu verarbeiten, und gebären das Kind auch dort. Einige Frauen verbringen nur eine kurze Zeit in der Wanne, andere möchten sie nicht verwenden. Die meisten Frauen entscheiden während der Geburt spontan, ob sie die Badewanne nutzen möchten.

Die Ärztin Silke Häger schrieb 2002 ihre Doktorarbeit an der Medizinischen Fakultät der Charité über Wassergeburten und fand heraus, dass „das Geburtserlebnis (...) von den Frauen der Fallgruppe signifikant besser beurteilt (wird)". Ihre Schlussfolgerung:

„Die Wassergeburt ist, unter Berücksichtigung von Ausschlusskriterien, ein sicherer Geburtsmodus für Mutter und Neugeborenes. Die Möglichkeit für die Gebärende, sich spontan für diesen Geburtsmodus zu entscheiden, geht mit einer positiven Bewertung des Geburtserlebnisses einher."

Schon im Vorfeld kann ein wohltuender, natürlicher Badezusatz mit Zusatz von entspannenden ätherischen Ölen vorbereitet werden.

BADESALZ „LOSLASSEN"

Zum Wohlfühlen

3 EL feines Meersalz
5 Tropfen Lavendel fein
5 Tropfen Mandarine rot
1 Tropfen Rose 10 %

Ätherische Öle in ein leeres, sauberes Schraubglas geben und dieses gut schwenken, so dass die Glaswand mit dem Öl benetzt ist. Meersalz in das Glas füllen und dieses gut schütteln. Je nach Wunsch die duftende Mischung in das einfließende Badewasser geben.

BADEÖL „ENTSPANNUNG"

Zum Wohlfühlen

3 EL Mandelöl
5 Tropfen Orange
3 Tropfen Benzoe Siam
1 Tropfen Jasmin 4 %

Ätherische Öle in ein 30-ml-Fläschchen träufeln und mit dem Mandelöl auffüllen. Danach das Fläschchen gut schütteln, damit sich alle Zutaten vermengen. Je nach Wunsch die duftende Mischung in das einfließende Badewasser geben.

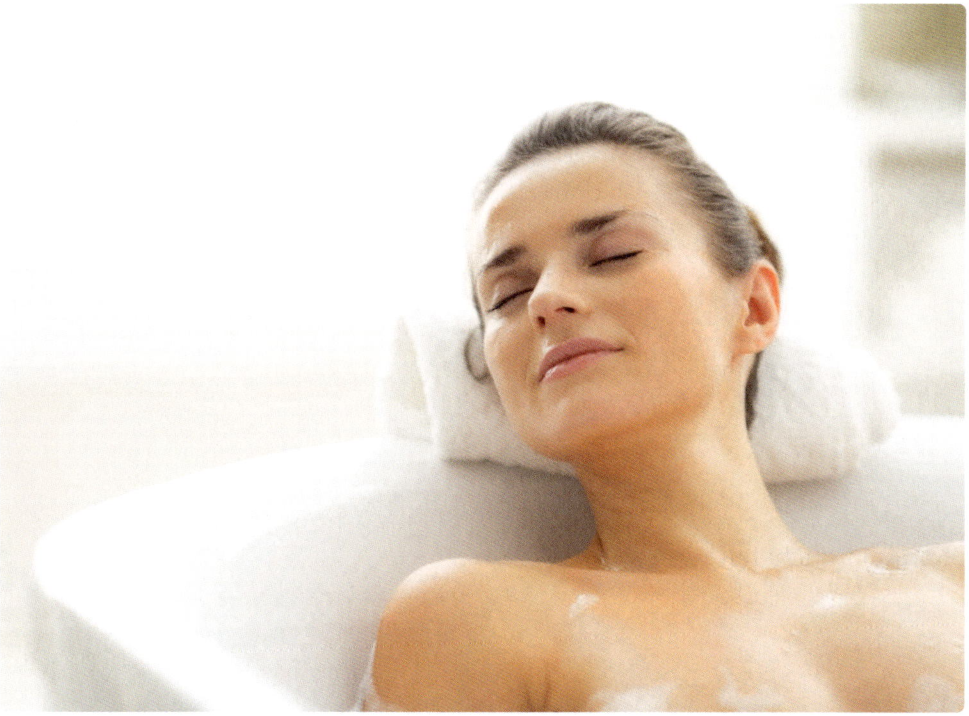

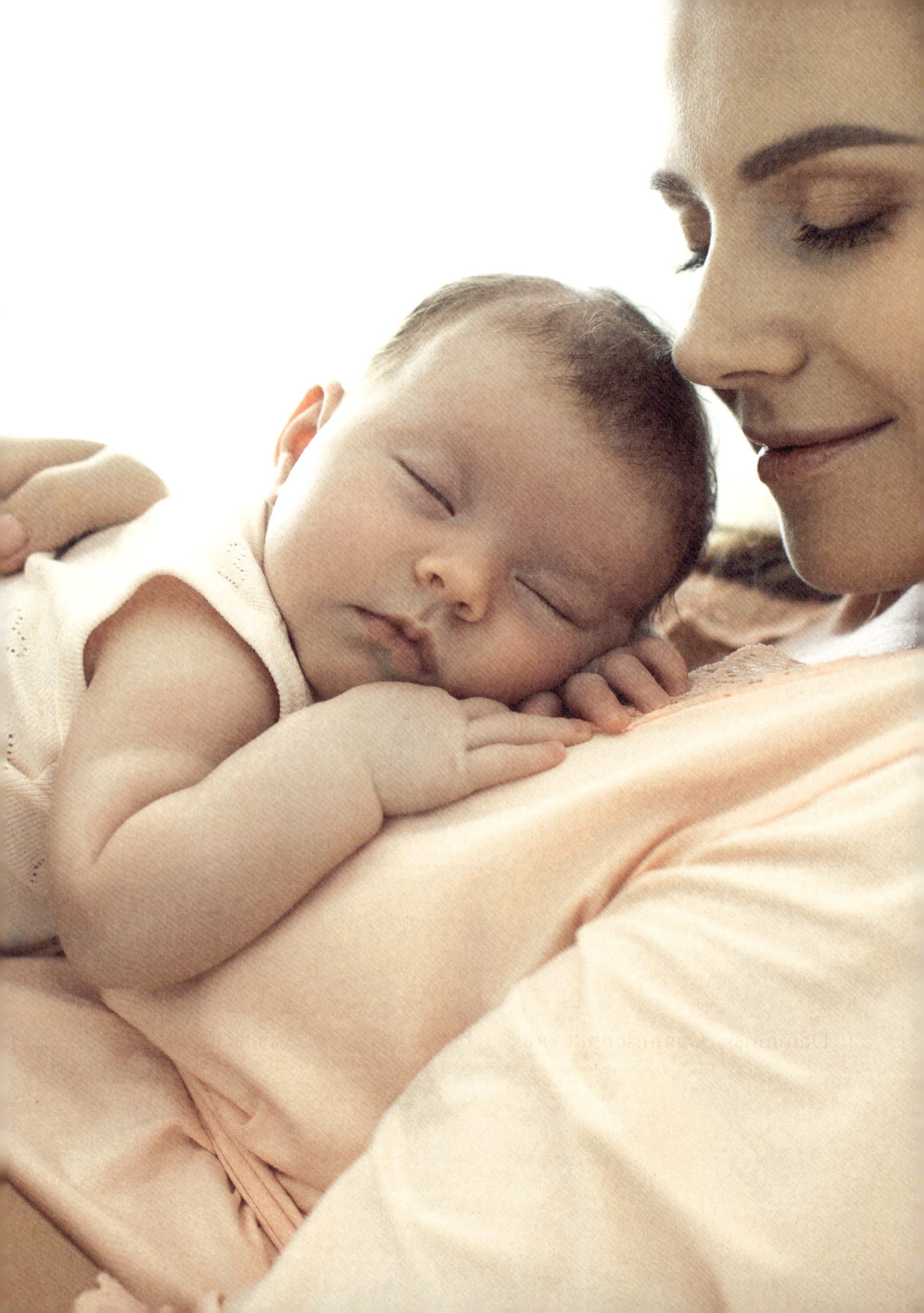

Wochenbett

Zeit der Erholung

Von allen Parfums ist der Duft der Mutter der Schönste.

Griechisches Sprichwort

Das Wochenbett umfasst die ersten sechs bis acht Wochen nach der Geburt und beginnt, sobald die Plazenta als Nachgeburt ausgestoßen wird. Man unterscheidet das Früh- und Spätwochenbett. Im Frühwochenbett, das die ersten zehn Tage nach der Geburt beschreibt, kommt die Milchbildung in Gang und die Geburtswunden beginnen zu heilen. Das Spätwochenbett endet nach ungefähr acht Wochen und der Alltag mit dem Baby beginnt. Der Körper der Mama hat in dieser Zeit die Möglichkeit, sich von Schwangerschaft und Geburt zu erholen. Auch Geburtswunden, wie ein Dammriss, Dammschnitt oder die Narbe einer Kaiserschnitt-Geburt, können im Wochenbett abheilen.

Die Wunde, die durch das Ablösen der Plazenta von der Gebärmutter entsteht, verheilt im Verlauf des Wochenbetts. Der sogenannte Wochenfluss, mit dem Wundsekret und Gewebereste ausgespült werden, dauert drei bis sechs Wochen an, ist am Anfang kräftiger und wird im Verlauf immer schwächer. Die Gebärmutter muss sich jetzt zurückbilden. Nachwehen sorgen für diese Rückbildung und regen den Wochenfluss an.

Nach dem Wochenbett sind normalerweise alle Wunden, die die Plazenta hinterlassen hat, abgeheilt. Um den Beckenboden und die Bauchmuskeln zu stärken, empfiehlt sich Rückbildungsgymnastik. Hierfür bieten Hebammen spezielle Rückbildungskurse an.

Außerdem fällt mit der Geburt der Pegel der Schwangerschaftshormone schlagartig ab. Diese

Hormonschwankungen können der frisch gebackenen Mama stark zusetzen. Dabei kann es zu Haarausfall und Schweißausbrüchen kommen.

Neben diesen physischen Faktoren gilt das Wochenbett als sehr wichtige Zeit für die Eltern-Kind-Bindung. Das Baby orientiert sich am Geruch der Mutter und bleibt am liebsten in sicherer Nähe. Bei den Müttern wird das Belohnungszentrum aktiviert, wenn sie den Duft ihres Kindes wahrnehmen. Düfte stellen also eine Bindung her, Mamas erleben positive Emotionen, wenn sie ihr Neugeborenes riechen, und die Babys fühlen sich vom Duft der Mama beruhigt. Wie viele andere Mamas habe ich es sehr genossen, mit meinem Baby „Bauch an Bauch" zu kuscheln und den besten Duft der Welt zu riechen: den meines Babys.

Auch während des Wochenbetts ist die Hebamme eine enorme Unterstützung, indem sie u. a die Gebärmutterrückbildung kontrolliert, bei der Pflege des Neugeborenen hilft und beim Stillen oder Fläschchengeben mit Rat und Tat zur Seite steht. Hilfreich ist zudem, es im Wochenbett ruhig angehen zu lassen und sich als „Neu-Mama" unterstützen zu lassen, sei es durch frischgekochtes Essen, Hilfe im Haushalt oder Babysitten.

Kreislauf

Nach der Geburt kann es zu Kreislaufproblemen und Gleichgewichtsstörungen kommen, weil sich dein Gleichgewichtssinn während der Schwangerschaft auf das Gewicht des Kindes eingestellt hat. Während der ersten Lebenswochen des

Gut zu wissen

Die meisten Frauen, die gerade entbunden haben, mögen keine starken Düfte, aber eine sanfte Unterstützung mit ätherischen Ölen kann dir dennoch gut tun. Wichtig zu wissen ist, dass sich das Baby am natürlichen Körperduft der Mama orientiert und ätherische Öle daher immer in ganz niedriger Konzentration angewendet werden sollten. Verwende die Pflegeöle am besten dann, wenn dein Baby schläft oder sich nicht in unmittelbarer Nähe von dir befindet.

Neugeborenen wird dir außerdem Schlaf fehlen, weil dein Baby regelmäßig gestillt und gewickelt werden will. Überwältigt dich die Müdigkeit, kann dir aktivierendes ätherisches Rosmarin-Cineol-Öl helfen. Es gibt dem Kreislauf einen Kick und hilft bei Erschöpfungszuständen.

Rosmarin Cineol wurde in Studien in Bezug auf die Leistungsfähigkeit des Gehirns gut erforscht. Um morgens mit einem Hallo-Wach-Kick in den Tag zu starten, wird 1 Tropfen Rosmarin Cineol beim Duschen in eine Handvoll Wasser gemischt, auf die Arme aufgetragen und kurz eingerieben. Tief durchatmen und abduschen.

Für die Raumbeduftung eignen sich psychisch motivierende Düfte wie Bergamotte, Grapefruit und Mandarine rot. Erfrischung zwischendurch bieten ein paar Sprühstöße mit Orangenblüten- oder Rosenhydrolat auf Dekolleté, Puls und Beine.

Rosmarin Cineol ist kein Öl für Babys!

Rosmarin Cineol (*Salvia rosmarinus CT 1,8-Cineol*) enthält Campher und einen relativ hohen Anteil an 1,8-Cineol (38–55 %). Beide Inhaltsstoffe sind für Babys nicht geeignet und dürfen nicht mit den kleinen Näschen in Berührung kommen. Deshalb sind alle Mischungen mit Rosmarin Cineol nur in Abwesenheit des Babys zu verwenden. Sie werden nie direkt vor dem Stillen auf die Haut aufgetragen.

RIECHSTICK „WACH IM WOCHENBETT"

Bei Müdigkeit und Erschöpfung

3 Tropfen Zitrone
1 Tropfen Rosmarin Cineol

Ätherische Öle auf das Vliesröllchen im Stick geben und den Stick verschließen. Bei Bedarf daran riechen.

SCHÜTTELEMULSION „FRISCHE"

Zur Erfrischung und Erholung

50 ml Orangenblütenwasser
50 ml Mandelöl
8 Tropfen Zitrone
4 Tropfen Rosmarin Cineol

Orangenblütenwasser und Mandelöl in eine Sprühflasche füllen und die ätherischen Öle dazugeben. Vor jedem Gebrauch kräftig schütteln. Die Mischung direkt auf die Haut sprühen und leicht einmassieren.

FUSSBAD „FIT"

Zur Aktivierung

3 EL Meersalz
2 Tropfen Rosmarin Cineol
2 Tropfen Zitrone

Ätherische Öle in das Meersalz träufeln und alles gut vermengen. Eine Fußbadewanne mit lauwarmem Wasser füllen und die Mischung hinzufügen. Beide Füße 5–10 Minuten darin baden und danach kräftig abrubbeln.

ROLL-ON „WACHMACHER"

Zur Erfrischung und Aktivierung

10 ml Jojobaöl
3 Tropfen Zitrone
1 Tropfen Rosmarin Cineol

Jojobaöl in eine kleine Roll-On-Flasche füllen. Ätherische Öle dazugeben und schütteln. Bei Bedarf auf Schläfen, Stirn und im Nacken auftragen. Rosmarin Cineol wirkt anregend und aktivierend, Zitrone erfrischt.

Das ätherische Öl der Zitrone befindet sich in der äußeren Schale der Frucht. So wie bei allen Zitrusschalenölen ist Bio-Qualität bei diesem Öl sehr zu empfehlen.

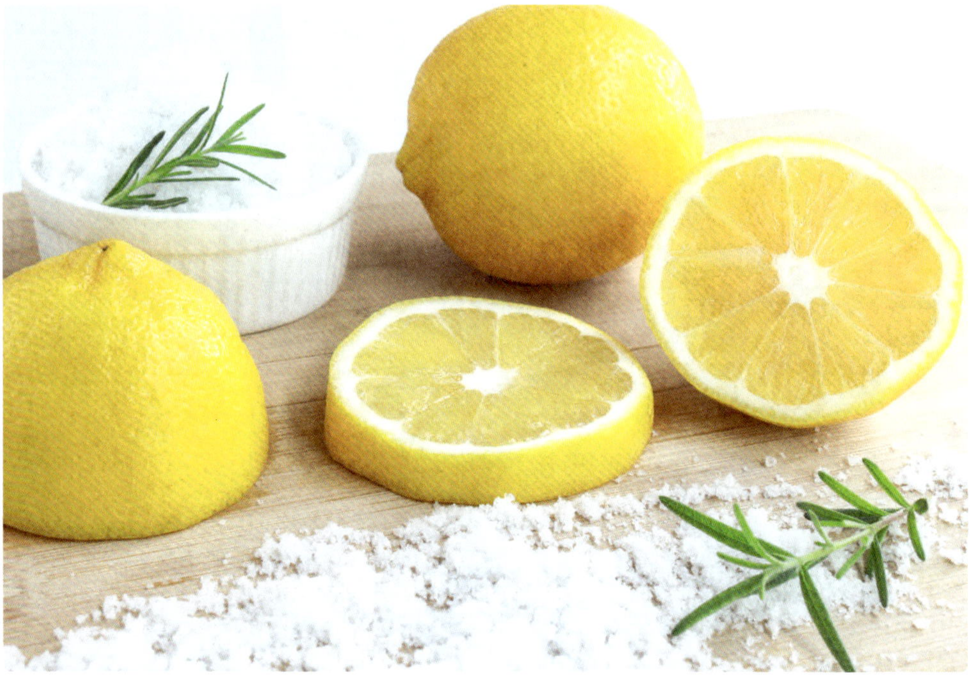

Dammnachsorge

Während der Geburt wird der Damm, also das Gewebe zwischen Scheide und After, besonders stark gedehnt und beansprucht. So kann es in diesem Bereich zu kleinen oder größeren Verletzungen kommen, die unter Umständen sogar genäht werden müssen.

Damit es beim Wasserlassen nicht oder weniger „brennt", kann schon beim ersten Toilettengang mit kühler bis lauwarmer Salzlösung gespült werden. Diese Lösung lässt sich ganz einfach bereits vor der Geburt mit ätherischen Ölen herstellen. Auch zur Nachsorge der Verletzung durch einen Dammschnitt sind ätherische Öle wirksam. Mischungen mit ätherischen Ölen wie Kamille blau, Lavendel fein, Rosengeranie, Rose und Immortelle unterstützen die Wundheilung. Als besonders wohltuend haben sich Sitzbäder und Dammspülungen erwiesen. Sitzbäder sollten jedoch nur für wenige Minuten angewendet werden, um ein Aufweichen der Naht zu verhindern. Empfehlenswert sind auch Calendula-Kühlpads. In Form einer Auflage im Dammbereich sind sie angenehm kühlend und pflegend. Wende dich mit allen Fragen an deine Hebamme. Sie wird dich unterstützen und dir viele weitere gute Tipps geben können.

BADESALZ „DAMMWOHL"

Zur Förderung der Heilung

250 g Totes-Meer-Salz
5 Tropfen Lavendel fein
3 Tropfen Kamille blau
2 Tropfen Rose 10 %

Ätherische Öle in ein Schraubglas träufeln und das Glas schwenken, sodass die Wände mit dem Öl benetzt sind. Zunächst eine kleine Menge des Tote-Meer-Salzes in das Glas füllen und gut schütteln. Danach die restliche Salzmenge dazu geben und nochmals kräftig schütteln. Bei Bedarf 1 TL der Mischung in die Sitzbadewanne geben und zwei- bis dreimal täglich für nur wenige Minuten darin baden.

Tipp

Sollte in der Klinik oder bei dir zuhause keine größere Schüssel oder Sitzbadewanne vorhanden sein, kann alternativ ein großer Müllbeutel über den Toilettenaufsatz gespannt und zugebunden werden. In der Mulde, die hierbei entsteht, kann das Sitzbad durchgeführt werden.

DAMMDUSCHE
Zur Reinigung und gegen Brennen

1 L lauwarmes Wasser
2 TL Badesalz „Dammwohl"

Das Wasser in ein Gefäß mit Ausgießer geben und die Salzmischung hinzufügen. Am besten funktioniert eine Dammdusche sitzend auf der Toilette. Die Lösung langsam an der Pofalte entlang oder von oben an der Schamhaargrenze nach unten fließen lassen, so dass auch der Damm damit benetzt wird.

KÜHLPADS „CALENDULA"
Schmerzlindernd und kühlend

30 ml Calendulaöl
30 ml Orangenblütenwasser
2 Tropfen Lavendel fein
10 Kompressen (10 x 10 cm)

Calendulaöl mit Orangenblütenwasser vermengen und die ätherischen Öle hinzufügen. Die Kompressen mit der Mischung tränken, einzeln in Gefriertüten verpacken und einfrieren. Portionsweise auftauen und kühl, aber nicht gefroren, auf den Dammbereich auflegen. Auch bei schmerzenden Hämorrhoiden und entzündeten Brustwarzen sind sie sehr wohltuend.

Nachwehen

Nachwehen sind wichtig und notwendig, für manche Frauen allerdings sehr unangenehm. Ausgelöst werden sie nach der Geburt durch das Hormon Oxytocin, das die Rückbildung der Gebärmuttermuskulatur unterstützt.

Bei krampfartigen Schmerzen ist Wärme wohltuend, z. B. in Form einer Wärmflasche oder eines Bauchwickels. Wichtig: Bei Neigung zu übermäßigen Blutungen sollten im Wochenbett keine Wärmeanwendungen stattfinden. Deine Hebamme wird dir hierzu entsprechende Empfehlungen geben.

Entspannend und entkrampfend wirken auch Einreibungen mit einer Bauchölmischung mit Johanniskrautöl und dem ätherischen Öl Majoran (Wichtige Infos zum Kauf von Majoranöl findest du auf Seite 46).

BAUCHÖL „WOHLIGE WÄRME"
Zur Entkrampfung

1 EL Johanniskrautöl
1 Tropfen Majoran

Johanniskrautöl und Majoran in einem Gefäß schwenken. Den Bauch sanft einreiben und nach Bedarf ein Wärmekissen (z. B. Kirschkernkissen) auflegen.

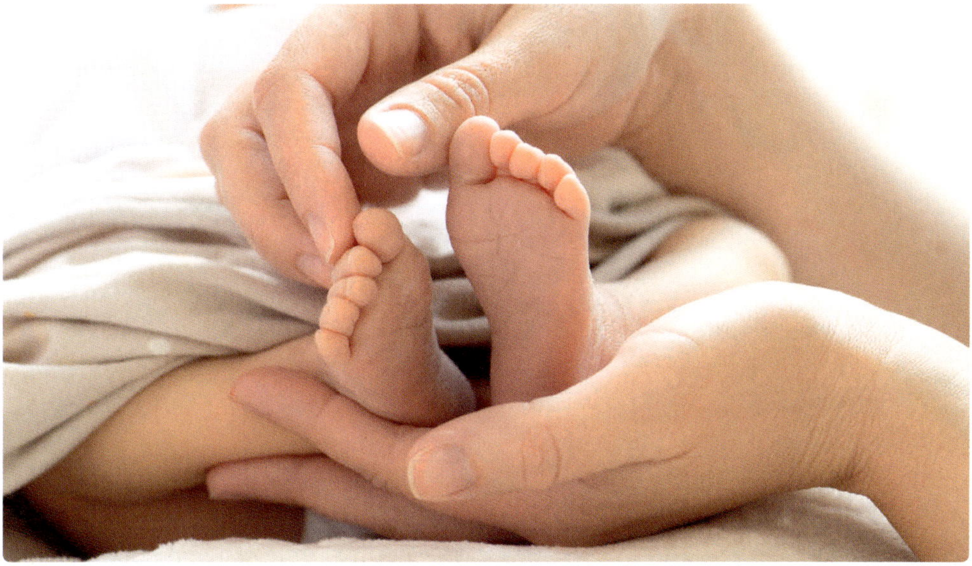

Stimmung

Im Wochenbett erleben frischgebackene Mamas manchmal eine Achterbahn der Gefühle. Gerade in der ersten Zeit mit dem Neugeborenen kann man sich überfordert fühlen. Ein sogenannter Babyblues kann entstehen und man weiß als Mama gar nicht genau, warum man den Tränen nahe ist.

In dieser Situation ist es wichtig, erst einmal Ruhe zu bewahren und sich etwas Gutes zu tun. Ausgewählte Naturdüfte fördern das Wohlbefinden von Mutter und Kind und können vorbeugend eingesetzt werden. Das Baby darf außerdem z. B. von Papa, Oma oder Freundin auch mal für ein oder zwei Stunden zu einer Spazierfahrt ausgeführt werden.

Bis zu 15 Prozent der jungen Mütter leiden an einer Wochenbettdepression. Tritt eine solche auf, sollte professionelle Unterstützung in Anspruch genommen werden. Aufgrund der nicht unerheblichen Anzahl an Patientinnen wurde im Iran eine Studie zur Wirksamkeit von Aromatherapie bei Wochenbettdepression (Postnatale Depression) erstellt. 105 schwangere Frauen wurden in drei Gruppen aufgeteilt. Eine Gruppe erhielt sieben Tropfen Lavendelöl gemischt in Rosenwasser auf einem Tuch zum Riechen. Eine andere Gruppe bekam geruchloses Sesamöl. Die Frauen aus diesen Gruppen atmeten den Duft vor dem Einschlafen zehnmal tief ein und legten ihn anschließend neben ihre Kissen. Die Kontrollgruppe erhielt die Routineversorgung. Untersucht wurde im Zeitraum von der 38. Schwangerschaftswoche bis sechs Wochen nach der Geburt. Das Ergebnis der Studie war, dass sich das Aufkommen einer Wochenbettdepression in der Interventionsgruppe im Gegensatz zur Placebo- und Kontrollgruppe signifikant verringerte.

Um bei einem Stimmungstief wieder ins Vertrauen zu kommen, helfen begleitend Self-Care-Rituale, bei denen ätherische Öle auf unterschiedliche Weise unterstützen können. Vor allem ätherische Öle, die Ester und/oder aromatische Ester enthalten, unterstützen die Serotoninproduktion und erheitern das Gemüt. Dazu gehören Bergamotte, Benzoe Siam, Lavendel fein, Jasmin, Kamille römisch, Mandarine rot, Neroli und Rosengeranie. Der süße Duft Benzoe Siam schenkt Geborgenheit und wirkt einhüllend. Ätherisches Neroliöl gilt als Erste-Hilfe-Öl und hilft in Stresssituationen. Zitrusdüfte sorgen für gute Stimmung und sind belebend. Es kann also aus einer großen Auswahl von Düften nach individuellen Vorlieben gewählt werden. Die Lieblingsöle werden am besten in einer Körperölmischung, in einer Roll-On-Mischung oder im Riechstift verwendet.

Neroliöl wird aus unzähligen kleinen, duftenden Orangenblüten gewonnen.

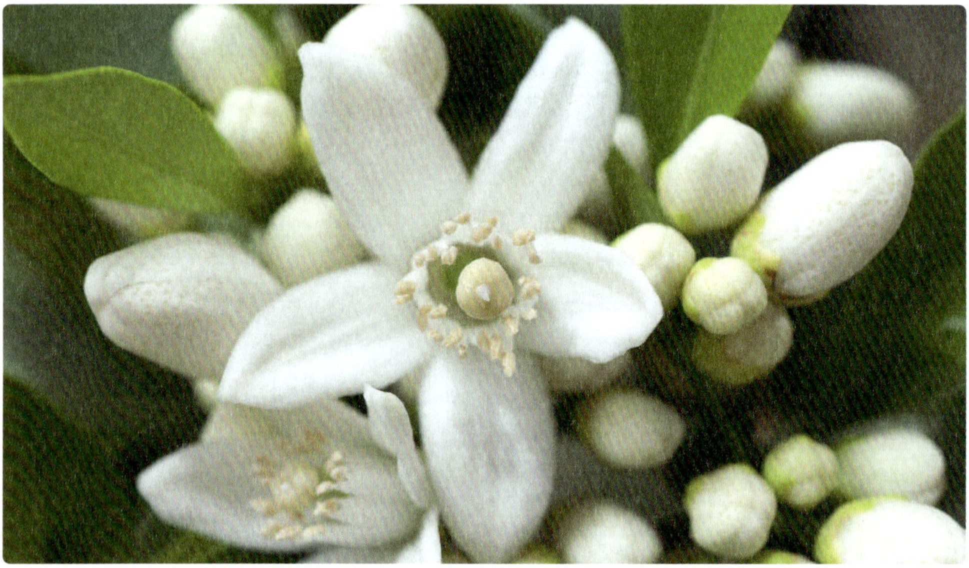

ROLL-ON „MUTMACHER"

Einhüllend und beschützend

10 ml Jojobaöl
2 Tropfen Mandarine rot
1 Tropfen Benzoe Siam

Jojobaöl in eine Roll-On-Flasche füllen, ätherische Öle dazugeben und schwenken. In herausfordernden Momenten auf Handgelenkinnenseite, Schläfen, Nacken und unter der Nase auftragen.

KÖRPERSPRAY „MEIN AUSGLEICH"

Erfrischend und wohltuend

30 ml Rosenwasser
10 Tropfen Orange
6 Tropfen Rose 10 %

Rosenwasser in eine Sprühflasche füllen und ätherische Öle dazugeben. Vor Gebrauch gut schütteln. Ein paar Sprühstöße um dich herum verteilen oder z. B. auf die Arme sprühen und den Duft genießen.

RIECHSTICK „GOOD MOOD"

Angstlösend und stimmungshebend

2 Tropfen Orange
1 Tropfen Neroli 10 %

Ätherische Öle auf das Vlies im Riechstick geben und verschließen. In aufregenden Situationen oder bei Bedarf an dem Stift riechen.

RAUMSPRAY „MEINE AUSZEIT"

Zur Entspannung

30 ml Orangenblütenwasser
10 Tropfen Orange
5 Tropfen Neroli 10 %

Ätherische Öle mit Orangenblütenwasser mischen und bei Bedarf einige Sprühstöße in den Raum geben und genießen.

Naturreine Düfte können tiefe Glücksgefühle auslösen.

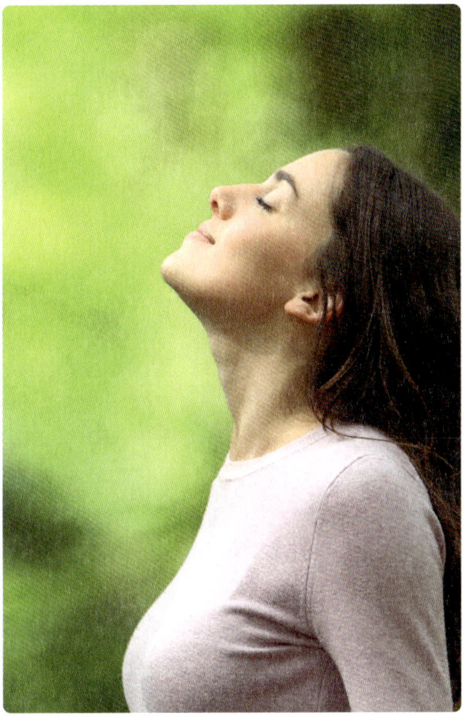

Interview mit Katalin Kamala Lubina, Yoga- & Meditationskursleiterin, Inhaberin von Kamala Yogastudio, Seminarleiterin Yoga Vidya

Das Wochenbett ist eine ganz besondere Zeit, in der sich am Anfang alles um das Baby dreht. Welche Yogaübungen sind zur Entspannung frischgebackener Mamas geeignet?

Yoga ist viel mehr als nur Körperübungen, denn Yoga hilft, unsere Mitte zu spüren und Körper und Seele in Gleichklang zu bringen.

Im Wochenbett sollten Meditationen, Atemübungen und Singen im Vordergrund stehen, körperliche Übungen sollten erst sechs bis acht Wochen nach der Geburt wieder aufgenommen werden. Eine Übung, die einfach umzusetzen ist, ist die sogenannte vollständige Yogaatmung.

Schritt 1:
Bauchatmung:

Dazu werden die Hände im Liegen am besten auf den Bauch gelegt, so dass die Fingerspitzen sich berühren. Beim Einatmen sollte der Bauch nach außen gewölbt werden, beim Ausatmen wird er wieder flach. Beim Einatmen gehen die Fingerspitzen auseinander und beim Ausatmen finden sie wieder zusammen. Einige Atemzüge lang wiederholen.

Schritt 2:
In die Flanken atmen:

Hände seitlich auf die äußeren Rippenbögen, die sogenannten Flanken, legen. Jetzt fließt der Atem erst in den Bauch und dann weiter in die Flanken. Diese weiten sich.

Beim Ausatmen ist es genau umgekehrt: erst aus den Flanken ausatmen und dann aus dem Bauch.

Schritt 3:
Die oberen Atemräume füllen:

Jetzt die Hände oben auf die Schlüsselbeine legen. Erst in den Bauch atmen, dann in die Flanken und über den Brustraum bis hoch zur Lungenspitze.

Ausatmen genau umgekehrt: erst aus der Lungenspitze, aus dem Brustraum, aus den Flanken und aus dem Bauch.

In Gedanken kann man sich vorstellen, wie bei der Einatmung goldenes Licht an der Wirbelsäule nach oben geleitet wird und bei der Ausatmung von oben nach unten. Diese Übung kann für einige Minuten durchgeführt werden und hat einen beruhigenden Effekt. Ein Gefühl von Freude und Leichtigkeit stellt sich ein.

Die vollständige Yogaatmung hilft, sich aufzuladen. Bei regelmäßiger Anwendung kann außerdem das Lungenvolumen erhöht werden.

Welche ätherischen Öle empfiehlst du für diese Atemübung?

Vor allem in den ersten Lebenswochen des Babys sollten ätherische Öle nur dann zum Einsatz kommen, wenn das Baby den Duft nicht direkt einatmet, weil es sich am Geruch der Mutter orientiert. Aus eigener Erfahrung empfehle ich für die Zeit des Wochenbetts ätherisches Lavendel- und Rosenöl. Es kann, gemischt mit einem fetten Pflanzenöl, auf das Handgelenk oder die Schläfen aufgetragen werden.

Welche körperliche Übung eignet sich sechs bis acht Wochen nach der Geburt?

Die dynamische Schulterbrücke: Diese Übung kann mit dem Baby zusammen ausgeführt werden. Sie nennt sich zwar dynamisch, wird aber nicht schnell, sondern fließend und in Einklang mit dem Atem ausgeführt.

Dazu auf den Rücken legen, die Füße sind aufgestellt. Die Fersen sind hinter dem Gesäß und ungefähr hüftbreit geöffnet. Die Fußsohlen fest in den Boden drücken. Das Baby liegt (oder wenn es schon älter ist, sitzt) auf dem Becken der Mama. Mit der Ausatmung die Wirbelsäule langsam nach oben aufrollen – dabei den Beckenboden anspannen – und mit der Einatmung wieder nach unten rollen, Beckenboden entspannen.

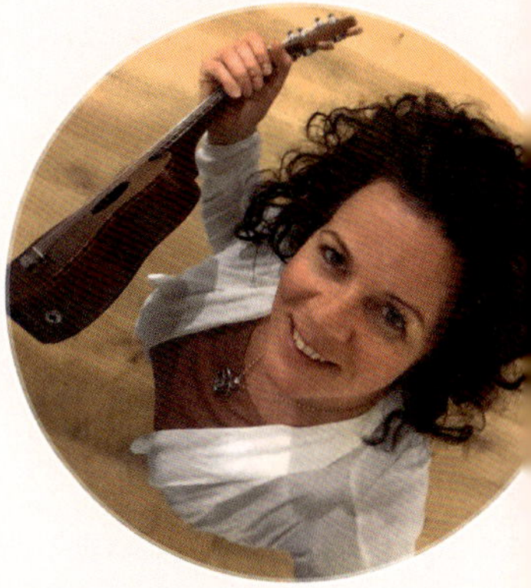

Das Kind während der ganzen Übung gut im Schalengriff festhalten. Wer möchte, kann oben einige Atemzüge verweilen, dann wieder runterrollen.

Bei der dynamischen Schulterbrücke wird nicht nur der Beckenboden trainiert und gekräftigt, sondern auch die Wirbelsäule sanft massiert. Mit den fließenden Bewegungen wird auch der Gleichgewichtssinn des Babys gefördert.

Du kennst ätherische Öle aus der Babyzeit mit deinem Sohn. Welche Anwendung kannst du empfehlen?

Ich habe oft eine Babymassage mit Mandelöl und niedrig dosiertem Lavendelöl gemacht. Es war und ist immer noch unser liebstes Ritual zum Einschlafen.

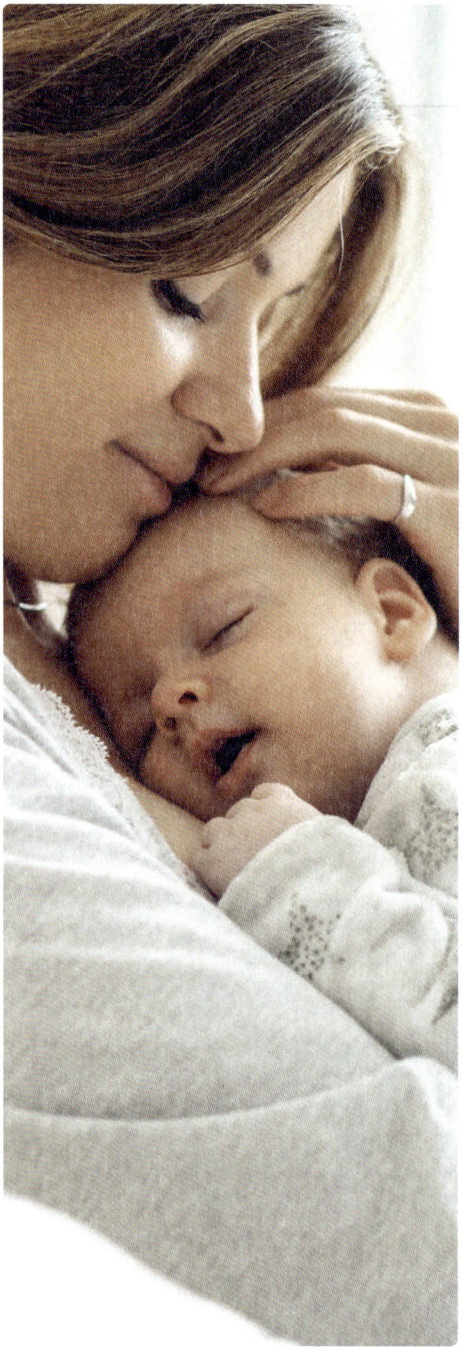

Körperpflege

Der Körper, vor allem der Bauch, fühlt sich nach der Geburt von einem auf den anderen Moment komplett anders an. Die Bauchregion ist auf einmal leer und locker und es sind keine Kindsbewegungen mehr zu spüren. Daran muss man sich erstmal gewöhnen.

Um sich mit diesem neuen Körpergefühl anzufreunden, helfen liebevolle Bauchmassagen. Hautpflegende ätherische Öle, die gleichzeitig eine entspannende und harmonisierende Wirkung auf die Psyche haben, sind dann in Körperölmischungen hilfreich. Dazu zählen Benzoe Siam, Lavendel fein, Neroli, Rose und Vanilleextrakt.

BAUCH- & KÖRPERÖL „ICH MAG MICH"

Zur liebevollen Selbstpflege

50 ml Aprikosenkernöl
3 Tropfen Orange
2 Tropfen Neroli 10 %
1 Tropfen Benzoe Siam

Ätherische Öle in eine 50-ml-Flasche mit Aprikosenkernöl tropfen. Die Flasche wieder gut verschließen und gut schütteln. Am besten nach dem Duschen auf die noch feuchte Haut auftragen und sanft einmassieren.

Narbenpflege

Um die Heilung einer Kaiserschnittnarbe zu unterstützen, kann man bis zu fünf Tropfen ätherisches Öl Lavendel fein pur auf die Narbenränder träufeln. Das wirkt wundheilend und schmerzlindernd. Ist die Narbe geschlossen, kann anschließend ein Narbenöl auf Basis von Johanniskrautöl angewandt werden.

Im Rahmen einer randomisierten Doppelblindstudie an 144 Frauen nach einem Kaiserschnitt (Sectio) wurde 16 Tage lang dreimal täglich eine Salbe mit Johanniskrautmazerat (Anm. der Autorin: Johanniskrautöl) als Grundlage aufgetragen. Nach zehn und 40 Tagen wurde ein signifikanter Fortschritt der Wundheilung gegenüber der Placebo- und Kontrollgruppe festgestellt. Die Studie zeigt, dass die Anwendung einer Mischung auf Basis von Johanniskrautöl (Johanniskrautmazerat) nach einem Kaiserschnitt sinnvoll ist, die Wundheilung beschleunigt und Narbenbildung, Schmerz und Juckreiz mindert.

NARBENÖL „CARE"

Schmerzlindernd und wundheilend

20 ml Johanniskrautöl
1 Tropfen Rose 10 %
1 Tropfen Lavendel fein

Ätherische Öle in ein 20-ml-Fläschchen träufeln, mit Johanniskrautöl auffüllen und schwenken. Ein- bis zweimal täglich auf die geschlossene Narbe auftragen und sanft einmassiert.

Johanniskrautöl ist ein Mazerat, also ein Pflanzenauszug in einem fetten Pflanzenöl. Für die Herstellung werden die Blüten des Getüpfelten Johanniskrautes ca. 4 Wochen in Olivenöl eingelegt.

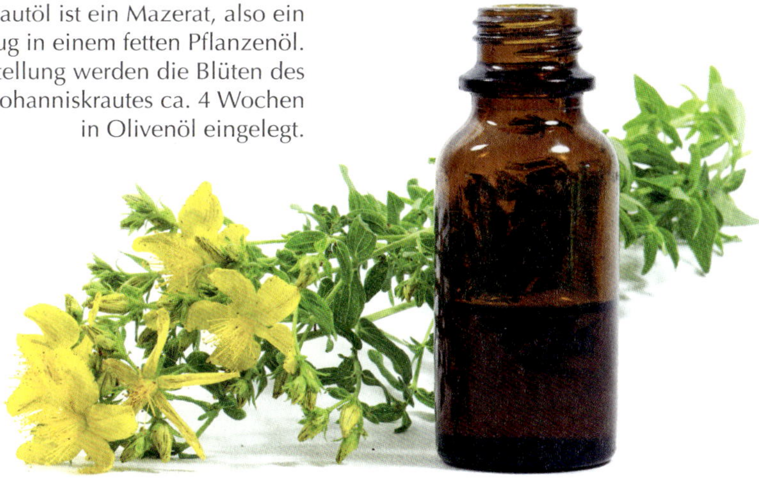

Stillen & Brustpflege

Stillen ist ein Geschenk der Natur, denn Muttermilch ist die perfekte Nahrung für das Neugeborene. Die WHO und die Nationale Stillkommission am BfR (Bundesinstitut für Risikobewertung) empfehlen, Säuglinge in den ersten fünf bis sechs Lebensmonaten ausschließlich zu stillen.

Natürlich ist das Leben voller Überraschungen und manchmal funktioniert in der Praxis nicht alles wie aus dem Lehrbuch, aber Ausprobieren und Trainieren lohnt sich.

Die Brust wird vor allem am Anfang durch das Stillen sehr gefordert. Um ein Wundwerden der Brustwarzen zu vermeiden, sollten sie sanft gepflegt werden. Vorbeugend empfehlen sich hierfür Hydrolate ohne Alkoholzusatz.

Pflanzenwässer enthalten nur einen geringen Anteil ätherischer Öle und sind reich an hautpflegenden Inhaltsstoffen. Besonders Rosen- und Orangenblütenhydrolat eignen sich zur Pflege der Brustwarzen, wirken kühlend und können direkt nach dem Stillen aufgesprüht werden.

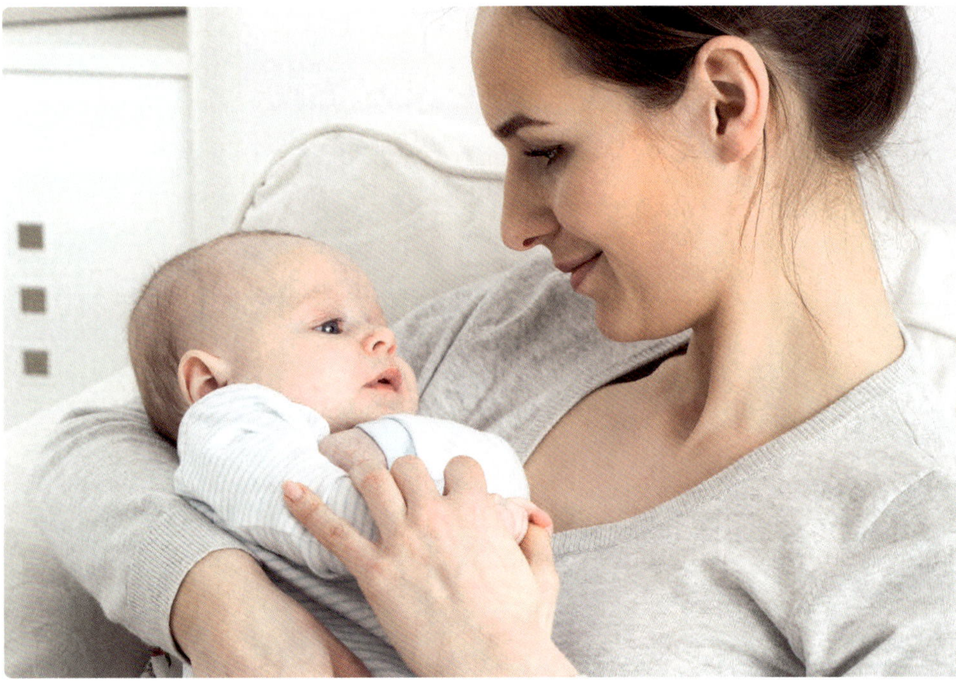

BRUSTWARZENBALSAM „PFLEGE"

Bei geröteter Haut

15 g Sheabutter
10 g Calendulaöl
2 Tropfen Lavendel fein

Sheabutter im Wasserbad langsam erwärmen, bis sie schmilzt. Calendulaöl und ätherisches Lavendelöl zugeben, verrühren und den Balsam im Kühlschrank abkühlen lassen. Bei Bedarf auf die Brustwarzen auftragen. Der Balsam eignet sich auch sehr gut zur Pflege des Babypopos und von allen geröteten Hautstellen bei Mama und Baby.

BRUSTWARZENÖL „LINDERUNG"

Bei gereizter Haut

10 ml Calendulaöl
2 Tropfen Lavendel fein

Ätherisches Lavendelöl mit Calendulaöl mischen. Bei Rötungen der Brustwarzen nach dem Stillen auftupfen.

Steigerung der Milchmenge

Um die Milchmenge zu steigern, wird empfohlen, pro Mahlzeit an beide Brüste anzulegen. Außerdem ist es sinnvoll, die Flüssigkeitszufuhr zu steigern und viel stilles Mineralwasser und geeignete Kräutertees (kein Salbei- oder Pfefferminztee) zu trinken. Es gibt spezielle Stilltees, die z.B. Anis und Fenchel enthalten, und die Milchmenge steigern. Deine Hebamme wird dir zum Thema Stillen viele Tipps geben können.

Gegen Verspannungen im Brustbereich sollten junge Mütter regelmäßig die Schultern kreisen oder sich den Nacken massieren lassen. Auch eine Brustmassage kann hilfreich sein, um pralle und knotige Brüste bei noch nicht ausreichender Milchmenge aufzulockern. Hierfür werden die angewärmten Hände großflächig rechts und links vom Warzenhof aufgelegt und mit sanftem Druck gegeneinander auf und ab bewegt. Diese Massage wird waagrecht und senkrecht an beiden Brüsten durchgeführt. Heiße Auflagen oder Wärmeanwendungen vor dem Stillen sind zusätzlich hilfreiche Anwendungen.

STILLÖL „SANFTE PFLEGE"

Zur Unterstützung der Milchbildung

20 ml Calendulaöl
2 Tropfen Koriandersamen
1 Tropfen Lavendel fein

Ätherische Öle mit Calendulaöl mischen. Nach dem Stillen eine Brustmassage wie oben beschrieben damit durchführen.

AUFLAGE „BRUSTWOHL"

Wärmend und wohltuend

1 Liter warmes Wasser
1 EL Sahne
4 Tropfen Lavendel fein
Optional: 1 Tropfen Rose 10 %

Ätherische Öle mit Sahne mischen, in das warme Wasser geben und alles miteinander vermengen. Zwei frisch gewaschene Waschlappen in der Mischung tränken, etwas auswringen und vor dem Stillen auf die Brüste legen. Mit einem Handtuch abdecken und ein paar Minuten ruhen.

Reduzierung der Milchmenge

Zur Reduzierung der Milchmenge wird das Kind pro Mahlzeit nur an eine Brust angelegt und die Trinkmenge der Mama auf ein Normalmaß reduziert. Die andere Brust kann während des Stillens gekühlt werden. Während der Stillpausen können außerdem kühlende Quarkauflagen gemacht werden. In ihrem Buch „Die Hebammensprechstunde" beschreibt Ingeborg Stadelmann z. B. das ätherische Öl des Echten Lavendels (*Lavandula angustifolia*) als hilfreich zur Reduzierung der Milchmenge. Ich verwende es gerne als Zugabe in einer Quarkauflage, die beim Abstillen kühlend und lindernd wirkt.

QUARKAUFLAGE „COOL"

Zur Kühlung und Entspannung

1 EL Magerquark
(kalt oder zimmerwarm)
1 Tropfen Lavendel fein

Ätherisches Öl mit dem Quark vermischen. Die Quarkmischung ein bis zwei Zentimeter dick auf ein Baumwolltuch oder eine ES-Kompresse (mit eingeschlagenen Schnittkanten) auftragen. Die Auflage auf die Brust legen, Warzenhof aussparen und mit einem Zwischentuch abdecken. Fixiert werden kann die Auflage mit einem Brustwickel. Solange der Wickel feucht ist, kann er liegen bleiben, der Quark sollte nicht eintrocknen.

Gut zu wissen

Grundsätzlich ist bei allen Maßnahmen zur Reduzierung der Milchmenge viel Gefühl gefragt, damit nicht unbeabsichtigt abgestillt wird. Am besten in enger Absprache mit deiner Hebamme oder Stillberaterin vorgehen.

Vorsicht beim Einkauf von Lavendelöl!
Nicht jedes Lavendelöl darf während Schwangerschaft, Geburt und Babyzeit verwendet werden!

Für alle Rezepturen in diesem Buch wird ausschließlich das ätherische Öl Lavendel fein verwendet. Es wird zu 100 % aus dem Echten Lavendel mit dem botanischen Namen *„Lavandula angustifolia"* gewonnen. Da es noch weitere Lavendelöle mit deutlich anderen Inhaltsstoffkombinationen gibt, ist es auch bei diesem ätherischen Öl wieder sehr wichtig, auf den botanischen Namen der Pflanze zu achten, der immer auf dem Etikett eines qualitativ hochwertigen ätherischen Öls vermerkt sein muss (siehe auch S. 12).

➜ Ja: Lavendel fein (*Lavandula angustifolia*)

➜ Ja: Lavendel extra (*Lavandula angustifolia*, aus Wildsammlung)

➜ Nein: Lavandin (*Lavandula x intermedia*)
Wichtig: Lavandin-Öl darf in der Schwangerschaft und vor allem nach der Geburt nicht verwendet werden. Es enthält Monoterpenketone, v. a. Borneon. Ein hoher Anteil dieses Inhaltsstoffes kann beim Neugeborenen zu Atemnot führen.

➜ Nein: Speiklavendel (*Lavandula latifolia*)
Wichtig: Speiklavendel ist aufgrund seiner Inhaltsstoffe nicht mit Echtem Lavendelöl zu vergleichen und darf von dir nicht verwendet werden. Es enthält Monoterpenketone (siehe oben) und einen hohen Anteil an 1,8-Cineol (Oxid), weshalb es nur von Aromaexperten zu rein therapeutischen Zwecken bei gesunden und nicht schwangeren Erwachsenen eingesetzt wird.

➜ Nein: Schopf-Lavendel (*Lavandula stoechas*) enthält einen sehr hohen Anteil an Monoterpenketonen sowie 1,8-Cineol (Oxid) und darf nicht eingesetzt werden.

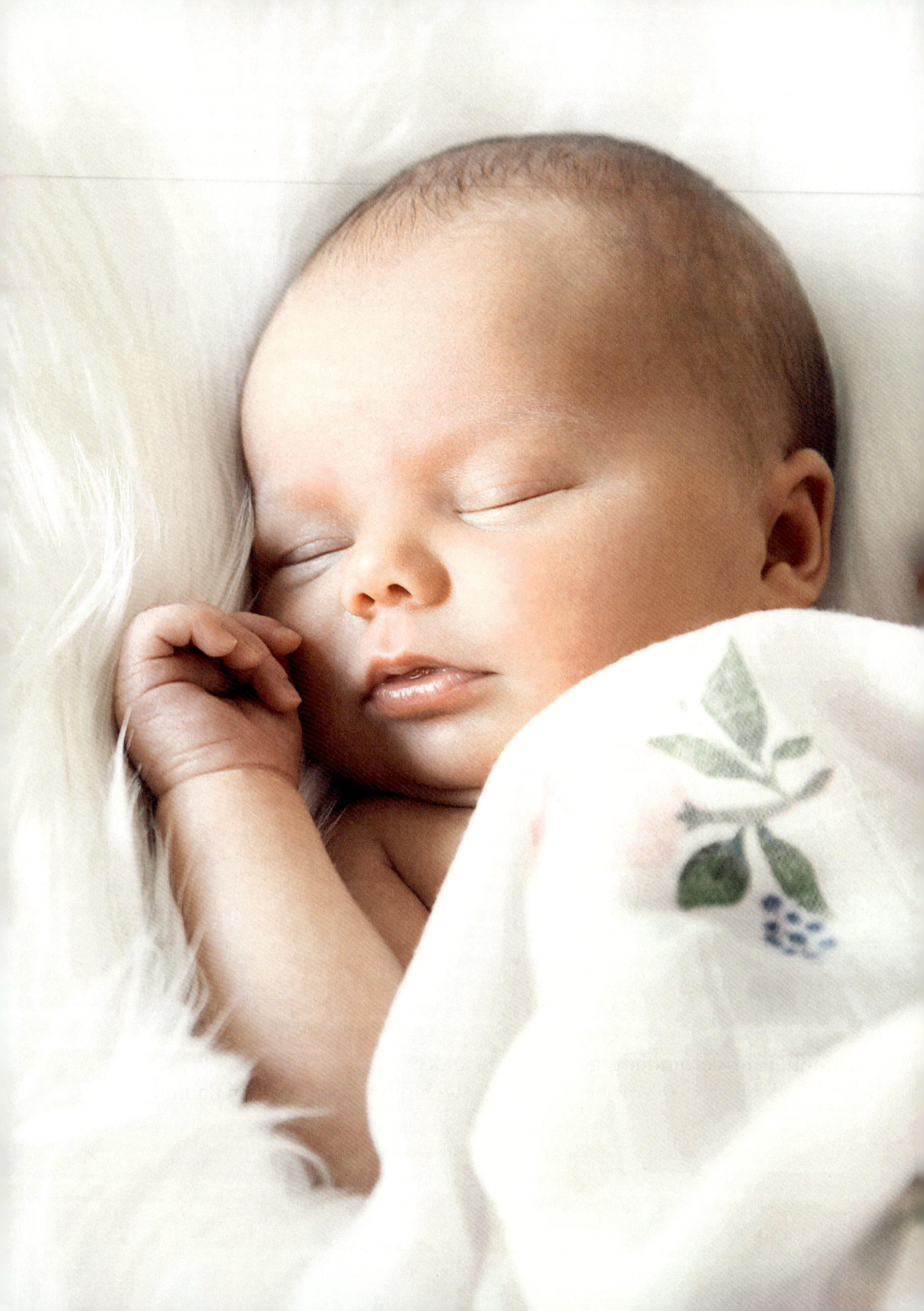

Babypflege

Drei Dinge sind uns aus dem Paradies geblieben: die Sterne der Nacht, die Blumen des Tages und die Augen der Kinder.

Dante Alighieri (1265-1321)

Schon wenige Stunden nach der Geburt kann das Neugeborene den Duft der Mutter vom Duft anderer Frauen unterscheiden. In der ersten Zeit mit dem Neugeborenen sollte deshalb sehr sorgsam mit Düften umgegangen werden, weil sich der Säugling am Geruch der Mutter orientiert. Deshalb sollten Mama, Papa und enge Kontaktpersonen darauf achten, sich nicht zu parfümieren.

Aromaanwendungen wie eine Massageanwendung nach dem Baden unterstützen die Eltern-Kind-Bindung, die für das ganze Leben eine wichtige Rolle spielt und mit Sicherheit, emotionaler Stabilität und körperlicher Gesundheit in Verbindung gebracht wird. Düfte, die bei Babys verwendet werden, beeinflussen die Geruchserinnerung des Kindes. Deshalb sollte jede Aroma-Anwendung positive Eindrücke beim Kind hinterlassen.

Für die Pflege der ganz Kleinen eignen sich fette Bio-Pflegeöle wie Mandelöl und Calendulaöl. Außerdem ist es ratsam, zu den sehr gut verträglichen Hydrolaten Rosenwasser und Orangenblütenwasser zu greifen. Im Rahmen der Dosierungsangaben dieses Buches können auch ätherische Öle zur Hautpflege und für die Raumbeduftung verwendet werden. Ätherische Öle wie Lavendel fein und Rose 10% dürfen – in entsprechend niedriger Dosierung – in Rezepturen für die tägliche Hautpflege und für die spezielle Hautpflege (z. B. bei Windeldermatitis) verwendet werden. Auf psychischer Ebene wirken Raumdüfte z. B. mit Benzoe Siam auf das Baby beruhigend und unterstützen einen ruhigen Schlaf. Außerdem können Eltern ihre Babys mit den nachfolgend beschriebenen Rezepten durch leichte Erkältungen und andere Wehwehchen begleiten.

Ätherische Öle sicher anwenden

Säuglinge und Kinder sind keine kleinen Erwachsenen. Viele ätherische Öle sind nicht für Babys geeignet, auch nicht in Mischungen und Verdünnungen. Es hängt sowohl von der biochemischen Zusammensetzung der ätherischen Öle als auch von der Entwicklung und dem Gesundheitszustand des Babys ab, welche ätherischen Öle überhaupt verwendet werden dürfen.

Weniger ist mehr

Die Säuglingshaut ist sehr dünn, durchlässig und oft empfindlich. Daher darf der Anteil an ätherischem Öl in einer Pflegemischung 0,5 Prozent nicht übersteigen. Hinweise zu Altersangaben von Pflegeprodukten oder Mischungen können immer nur allgemein gehalten sein. Wichtig ist, zusätzlich die Konstitution und Größe deines Säuglings zu berücksichtigen.

Der Anteil der ätherischen Öle in den nachfolgenden Rezepturen für Babys ist bewusst sehr niedrig gehalten. Handelt es sich jedoch um ein sehr leichtes, kleines und empfindliches Baby, sollte noch entsprechend niedriger dosiert werden. Je kleiner und empfindlicher das Baby ist, desto weniger ätherisches Öl wird also in einer Mischung verwendet. Der Duft sollte für Erwachsene kaum noch wahrnehmbar sein und die ätherischen Öle sollten grundsätzlich aus Bio-Anbau stammen. Natürlich kann auch ganz auf einen Zusatz ätherischer Öle verzichtet werden.

Wichtiger Hinweis

- Ätherische Öle dürfen Babys nie innerlich verabreichert werden.
- Ätherische Öle sind hochkonzentriert und dürfen Babys nie unverdünnt auf die Haut oder Schleimhaut geben werden.
- Nur die angegebenen Babymischungen verwenden und immer auf die Haltbarkeit der Zutaten achten, s. Tabelle ab S. 116.

Tabelle: Ätherische Öle, die für dein Baby, entsprechend der Rezepturen in diesem Buch oder der angegebenen Dosierung, verwendet werden dürfen

Ätherisches Öl	Alter	Raum-beduftung	Hautpflege- u. Bademischungen	Unterstützende Eigenschaften
Benzoe Siam ❤ *Styrax tonkinensis*	0–6 Mo. 6–12 Mo.	Ja (lt. Rezeptur) Ja	Ja (0,25 %ig) Ja (bis 0,5 %ig)	Entzündungs-hemmend; beruhigend
Cajeput ❤ *Melaleuca leucadendra var. cajuputi*	0–6 Mo. 6–12 Mo.	Ja (lt. Rezeptur) Ja	Nein Ja (lt. Rezeptur)	Entzündungs-hemmend, schleimlösend
Kamille römisch *Chamaemelum nobile*	0–6 Mo. 6–12 Mo.	Ja (lt. Rezeptur) Ja	Ja (0,25 %ig) Ja (bis 0,5 %ig)	Entzündungs-hemmend; beruhigend
Koriandersamen *Coriandrum sativum*	0–6 Mo. 6–12 Mo.	- -	Ja (lt.Rezeptur) Ja (lt. Rezeptur)	Entkrampfend, haut-regenerierend
Lavendel fein ❤ *Lavandula angustifolia*	0–6 Mo. 6–12 Mo.	Ja (lt. Rezeptur) Ja	Ja (0,25 %ig) Ja (bis 0,5 %ig)	Hautpflegend; entspannend, beruhigend
Mandarine rot ❤ *Citrus reticulata*	0–6 Mo. 6–12 Mo.	Ja (lt. Rezeptur) Ja	Ja (lt. Rezeptur) Ja (lt. Rezeptur)	Beruhigend, stimmungs-aufhellend
Neroli 10 % *Citrus x aurantium*	0–6 Mo. 6–12 Mo.	Ja (lt. Rezeptur) Ja	Ja (0,25 %ig) Ja (bis 0,5 %ig)	Hautpflegend; krampflösend, beruhigend
Orange *Citrus sinensis*	0–6 Mo. 6–12 Mo.	Ja (lt. Rezeptur) Ja	Ja (lt. Rezeptur) Ja (lt. Rezeptur)	Entkrampfend; stimmungs-aufhellend
Rose 10 % ❤ *Rosa damascena*	0–6 Mo. 6–12 Mo.	Ja (lt. Rezeptur) Ja	Ja (lt. Rezeptur) Ja (bis 0,5 %ig)	Hautpflegend; beruhigend

❤ Meine Lieblingsöle für die Babypflege im ersten Lebensjahr

Dosierung

Babys haben einen sehr empfindlichen Geruchssinn und lieben den Geruch der Mama, deshalb sind folgende Punkte immer zu berücksichtigen:

- Ätherische Öle nie pur auf die Babyhaut auftragen
- Bis 12 kg Babygewicht: max. 0,5 Prozent und weniger in Mischungen verwenden
- Einen, höchstens zwei Tropfen ätherisches Öl in einer Handvoll Pflanzenöl (2 Esslöffel) für eine Baby-Körpermassage geben
- Maximal 5 bis 7 Tropfen in 50 ml für die Herstellung auf Vorrat träufeln
- Dosierungen immer an die Konstitution des Kindes anpassen und die ätherischen Öl dementsprechend auswählen.

Dosiertabelle: Ätherische Öle für Babymischungen

Ätherisches Öl (Anteil in %)	Tropfenzahl ätherischer Öle anteilig im Pflanzenöl (Pflegeöl), Angabe des Pflanzenöls in Esslöffel und ml				
	1 EL (ca. 9 ml)	2 EL (ca. 17 ml)	3 EL (ca. 25 ml)	6 EL (ca. 50 ml)	12 EL (ca. 100 ml)
0,25 %		1	1–2	2–3	5
0,5 %	1	2	3	5	10

Die wichtigsten naturreinen Pflanzenöle (Pflegeöle) und Fette für die tägliche Babypflege:

- **Mandelöl**
- **Aprikosenkernöl**
- **Calendulaöl**
- **Sheabutter**

Die wichtigsten Pflanzenwässer (Hydrolate) für die tägliche Babypflege:

- **Rosenwasser** (ohne Alkoholzusatz)
- **Orangenblütenwasser** (ohne Alkoholzusatz)

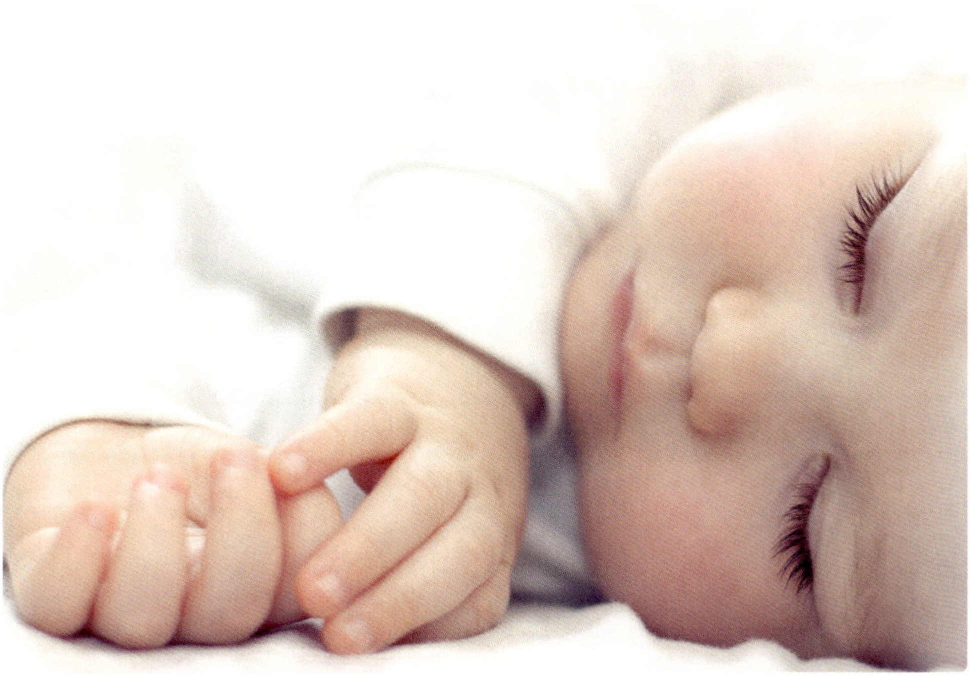

Babypflege – null bis sechs Monate

Das Neugeborene kommt aus der warmen, umhüllenden Umgebung in Mamas Bauch auf diese Welt und wird von seinen Eltern am liebsten in Stille begrüßt. Schön ist es, wenn es die erste Stunde nach der Geburt bei Mama auf der Brust gekuschelt liegen und auch mal an der Brust anliegen kann. Die Neugeborenenphase dauert 28 Tage. Am wichtigsten für das Baby sind in dieser Zeit Wärme, Geborgenheit und Nähe. Nach einigen Tagen wird die Säuglingspflege für Eltern zur täglichen Routine. Für die empfindliche Babyhaut eignen sich natürliche Produkte wie Mandelöl und Calendulaöl. Auch Hydrolate sind eine gute Wahl. In bestimmten Fällen darf zu ätherischen Ölen gegriffen werden. Im Folgenden werden sichere Rezepturen für Säuglinge von Null bis sechs Monaten beschrieben.

Natürlich Hautpflege

Zur sanften Hautpflege unserer kleinen Neuankömmlinge eignen sich besonders gut Mandelöl und Aprikosenkernöl. Diese fetten Pflanzenöle können zur Ganzkörperpflege verwendet werden. Für die Hautpflege oder eine beruhigende Babymassage dürfen die Basisöle mit den ätherischen Ölen Rose 10 % oder Lavendel fein ergänzt werden.

PFLEGE- & MASSAGEÖL „BABYCARE"

Pflegend und entspannend

100 ml Mandelöl
1–2 Tropfen Lavendel fein

Lavendel fein (alternativ Rose 10 %) in das Mandelöl geben und die Flasche schwenken. Zur Pflege auf die feuchte Haut auftragen und sanft einmassieren. Soll die Rezeptur als Massageöl dienen, wird sie auf die trockene Babyhaut aufgetragen. Nach der Massage kann ein Pflanzenwasser (z. B. Rosenwasser) auf die Haut gegeben werden, damit das Massageöl gut aufgenommen wird und schnell einzieht.

Tipp

Entspannende Babymassage

Nach dem Baden und zur Beruhigung am Abend ist eine entspannende Babymassage genau das Richtige. Sie verbindet Hautpflege und liebevolle Zuwendung.

So wird´s gemacht:
Schaffe eine ruhige, warme Atmosphäre. Ein Baby-Heizstrahler über dem Wickeltisch sorgt für eine angenehme Temperatur. Die Massage lässt sich wunderbar mit dem Massageöl „Babycare" oder alternativ mit purem Mandelöl durchführen. Gebe ca. einen Esslöffel des Öls in deine vorgewärmten Händen. Mit sanft streichenden Bewegungen trägst du nun – am Oberkörper beginnend – das Öl auf die Babyhaut auf. Immer vom Herzen wegstreichen und zum Schluss die Füßchen deines Babys wärmend halten.

PFLEGE- & MASSAGEÖL „SWEET"

Pflegend und beruhigend

100 ml Mandelöl
2 Tropfen Benzoe Siam
1 Tropfen Mandarine rot

Ätherische Öle in das Mandelöl geben und die Flasche schwenken. Zur Pflege auf die feuchte Haut auftragen und sanft einmassieren. Soll die Rezeptur als Massageöl dienen, diese auf die trockene Babyhaut auftragen und die Haut nach der Massage z. B. mit Orangenblütenwasser befeuchten.

BALSAM „CALENDULA"

Pflegend und heilend

20 g Sheabutter
10 g Calendulaöl

Sheabutter im Wasserbad (bei max. 37 Grad) langsam erwärmen, bis sie schmilzt. Calendulaöl hinzugeben und gut einrühren. Die Mischung in den Kühlschrank zum Abkühlen stellen. Nach dem Abkühlen ist die Mischung weich und gut auftragbar. Die Konsistenz kann durch aufschlagen mit einem Zauberstab noch fluffiger werden. Der Balsam eignet sich gut zur Pflege des Baby-Pos. Er lindert entzündete Hautstellen nicht nur beim Baby, sondern auch bei der Mama.

Reinigung des Windelbereichs
Feuchttücher können sehr einfach selbst hergestellt werden. Das spart auch einiges an Müll. Diese DIY-Tücher sind hautpflegend und sehr gut verträglich für die empfindliche Babyhaut.

FEUCHTTÜCHER „TO GO"

Reinigend und pflegend

Rosenhydrolat (alkoholfrei)
Stoffreste (z. B. aus Mulltüchern)

Das Rosenhydrolat wird in eine 20-ml-Leerflasche gefüllt. Die Stoffreste werden für unterwegs vor der Anwendung mit Rosenhydrolat besprüht und dienen zur Reinigung des Gesichts oder der Hände.

ÖLPFLEGETÜCHER

Pflegend und schützend

50 ml Mandelöl
3 Tropfen Lavendel fein
25–30 Kosmetiktücher (Öko)

Mandelöl mit Lavendelöl mischen. Portionsweise Kosmetiktücher in eine wiederverschließbare Dose geben und mit der Mischung benetzt. So oft wiederholen, bis alle Tücher und die Ölmischung verbraucht sind. Die Tücher sind auch gut geeignet für unterwegs.

Wunder Babypopo

Bei wundem Popo und entzündeter Haut hat sich Calendulaöl bewährt. Es wirkt entzündungshemmend, beruhigt die Haut und fördert ihre Widerstandskraft. Auch Sanddornfruchtfleischöl eignet sich bei geröteten Hautstellen und fördert das Abheilen. Bei entzündeten Hautstellen helfen zusätzlich alkoholfreie Pflanzenwässer, z. B. alkoholfreies Rosen- oder Orangenblütenwasser. Sie dürfen direkt auf die irritierte oder angegriffene Haut gesprüht werden.

BALSAM „HEILER POPO"

Entzündungshemmend

10 ml Calendulaöl
15 ml Sheabutter
10 Tropfen Sanddornfruchtfleischöl
2 Tropfen Benzoe Siam

Sheabutter im Wasserbad langsam erwärmen, bis sie schmilzt (nicht über 37 Grad), die restlichen Zutaten dazu geben und verrühren. Die Mischung im Kühlschrank über Nacht abkühlen lassen. Am nächsten Tag herausnehmen und bei Raumtemperatur lagern. Bei Bedarf mit einem Spatel entnehmen und auf die betroffenen Hautstellen auftragen. Achtung: Durch das Sanddornfruchfleischöl färben sich ev. die Babykleider orange.

Tipp

So reinigst du pflegend und umweltschonend den Popo deines Babys

Gib etwas Calendulaöl auf einen feuchten Baumwollwaschlappen oder auf einen zum Quadrat geschnittenen Baumwolllumpen. Die Tücher, wie gewohnt, zur Reinigung verwenden. Den Po an der Luft trocknen lassen und anschließend vorsichtig mit etwas Calendulaöl pflegen. Die Tücher nach Verwendung direkt in einen Sack mit Schmutzwäsche geben und den Inhalt noch am gleichen Tag waschen.

Windeldermatitis

Wenn die Haut deines Babys am Popo rot ist, wenn sie schmerzt und juckt, oder wenn sich sogar schon offene Hautstellen zeigen, wird dein Baby wahrscheinlich unter einer Windeldermatitis leiden. Jetzt gilt es, die Haut besonders gut zu pflegen, damit sie sich schnell erholt nicht noch zusätzlich schädliche Keime eindringen, die zu Windelsoor führen können.

PFLEGEÖL „WINDELDERMATITS"

Heilend und pflegend

50 ml Calendulaöl
4 Tropfen Lavendel fein
2 Tropfen Benzoe Siam

Ätherische Öle mit Mandelöl mischen und bei Bedarf mehrmals täglich auf die betroffenen Hautstellen auftragen. Ergänzend kann Rosen- oder Orangenblütenhydrolat (ohne Alkoholzusatz) zum Säubern des Pos verwendet werden. Dann eins der Pflanzenwässer auf den Babypopo sprühen und warten, bis es getrocknet ist. Anschließend wird das Pflegeöl bei Windeldermatitis aufgetragen.

Babys Badezeit

Als rückfettender Badezusatz hat sich Mandelöl bewährt. Hiervon einen Esslöffel in das Babybadewasser geben. Aber Vorsicht, es kann rutschig werden und das Baby muss gut festgehalten werden. Wem das zu unsicher ist, kann stattdessen die gleiche Menge eines Pflanzenwassers wie Orangenblüten- oder Rosenwasser ohne Alkoholzusatz pur dem Babybadewasser hinzufügen. Auch eine Kombination aus beiden Zutaten hat sich bewährt. Hierfür wird ein Esslöffel Mandelöl und ein Esslöffel Orangenblüten- oder Rosenwasser vermengt und als fein duftender Badezusatz, der gleichzeitig rückfettend auf die Haut wirkt, verwendet.

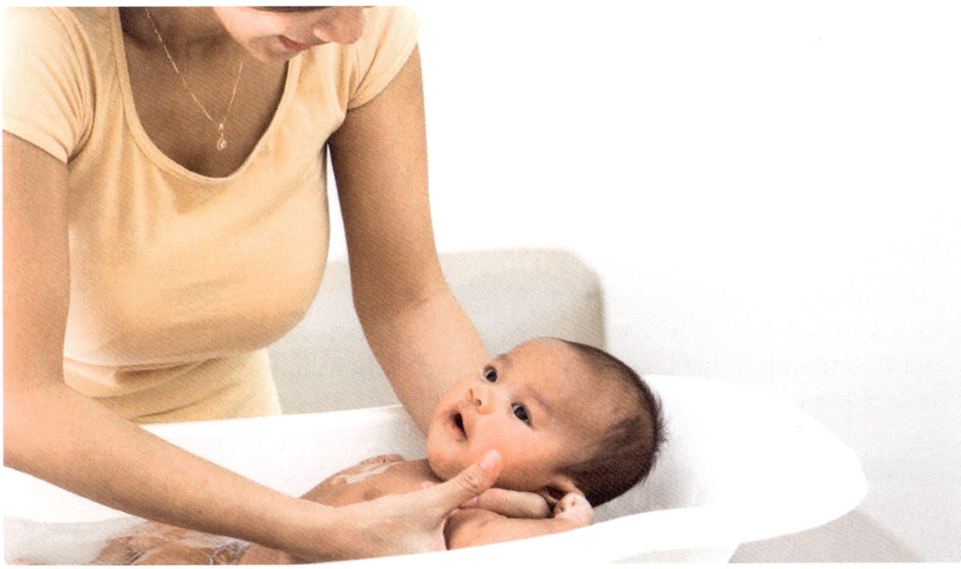

BABYBAD „HARMONIE"

Pflegend und beruhigend

50 ml Mandelöl
1 Tropfen Rose 10 %
1 Tropfen Benzoe Siam

Ätherische Öle mit Mandelöl mischen und schwenken. Für ein entspannendes Babybad ein bis zwei Esslöffel dem Babybadewasser hinzufügen.

BABYBAD „GEBORGENHEIT"

Wohlfühlbad ab dem 3. Monat

3 EL Mandelöl
1 Tropfen Benzoe Siam
1 Tropfen Mandarine rot

Mandelöl mit ätherischen Ölen mischen und in das Babybadewasser geben.

Wichtige Info

Dosierung ätherischer Öle für´s Babybad

Säuglinge: 3 EL Mandelöl oder Sahne plus max. 1 Tropfen ätherisches Öl. Ab dem dritten Lebensmonat max. 3 Tropfen.

Kopfgneis & Milchschorf

Manche Babys entwickeln im Kopfbereich gelbliche Schuppen mit dickem Belag, der sogenannte „Kopfgneis". Meist tritt dieses Phänomen vor dem dritten Lebensmonat auf. Kopfgneis ist für Kinder nicht schmerzhaft und bildet sich in der Regel nach drei Monaten von alleine zurück. Im Gegensatz dazu juckt Milchschorf, ist für Babys unangenehm und bildet eventuell nässende Krusten. Milchschorf kann auch an anderen Hautstellen auftreten, etwa im Gesicht. Die Unterscheidung von Kopfgneis und Milchschorf ist nicht einfach, daher ist bei Unsicherheit eine Abklärung durch den Kinderarzt sinnvoll.

In der Regel gibt es bei Kopfgneis keinen Behandlungsbedarf. Sind die Schuppen allerdings zu üppig oder riechen unangenehm, hilft folgendes:

- Fettes Pflanzenöl (z. B. Mandelöl oder Calendulaöl) auf den betroffenen Stellen verteilen
- 30 Minuten oder länger (z. B. über Nacht) einwirken lassen, eventuell Baumwollmützchen anziehen
- Schuppen vorsichtig ablösen
- Falls die Haut darunter gerötet ist, etwas Calendulaöl daraufgeben
- mit Wasser und mildem Babyshampoo abwaschen.

Wind & Wetter

Insbesondere bei niedrigen Temperaturen ist es wichtig, die Gesichtshaut des Babys vor Wettereinflüssen gut zu schützen. In Drogeriemärkten wird eine Vielzahl von Wind & Wettercremes für Babys angeboten. Laut einer ÖKO-Test Veröffentlichung (4/2022) sind jedoch nicht alle angebotenen Pflegeprodukte frei von Paraffinen, also erdölbasierten Zusatzstoffen.

Mit ausgewählten fetten Pflanzenölen und Wachsen kannst du die empfindliche Gesichtshaut deines Babys vor Kälte und Wind ausreichend schützen, und somit auf naturfremde Inhaltsstoffe ganz verzichten. Etwas Calendulaöl kann beispielsweise pur auf die Babyhaut aufgetragen und vorsichtig dünn verteilt werden.

BALSAM „WIND & WETTER"

Schützend und pflegend

20 ml Calendulaöl
2 g Bio-Bienenwachs, gelb
1 Tropfen Lavendel fein

Calendulaöl in einen Glastiegel geben und Bienenwachsplättchen einstreuen. Im Wasserbad unter Rühren sanft erhitzen, bis die Plättchen schmelzen. Lavendelöl hinzugeben und die Mischung abfüllen. Abkühlen lassen, fertig.

Beruhigung

Beruhigende naturreine Düfte helfen in aufregenden Situationen oder abends vor dem Schlafengehen. Aufgrund der Reichweite und der einfachen Bedienung eignet sich ein Vernebler optimal zur Raumbeduftung. So können sowohl das Baby als auch die Eltern von den entspannenden Raumdüften profitieren. Sie können tagsüber, vor dem Schlafengehen oder auch nachts mit den Lieblingsdüften der Familie gefüllt werden. Bei hochwertigen Geräten lassen sich verschiedenen Intervallstufen einstellen. Achte jedoch immer darauf, das Wassergefäß des Verneblers regelmäßig gründlich zu reinigen und täglich mit frischem Wasser zu befüllen.

Ist ein Vernebler nicht im Haus, kannst du ein Pflanzenwasser (Rosen-, Orangenblüten- oder Lavendelwasser) pur als Raumspray verwenden oder auf die Matratze des Babybettchens sprühen.

DUFTMISCHUNG „BABYZIMMER"

Zur Beruhigung und Entspannung

3 Tropfen Orange
2 Tropfen Lavendel fein

Ätherische Öle in den gefüllten Wassertank des Verneblers geben und den Duft gemeinsam mit dem Baby genießen.

FÜSSCHENÖL „BABYZART"

Zum Entspannen und Wohlfühlen

3 EL Mandelöl
1 Tropfen Mandarine rot
1 Tropfen Benzoe Siam
1 Tropfen Lavendel fein

Ätherische Öle in das Mandelöl träufeln und vermischen. Die Babyfüßchen sanft damit massieren.

Tipp

Sanftes Massieren stimuliert die Reflexpunkte des Babyfüßchens. Viele Babys genießen die Zuwendung und beruhigen sich dadurch.

DUFTTÜCHLEIN „GEBORGENHEIT"

Schenkt Vertrauen

1 Tropfen Neroli 10 %,
Rose 10 % oder Lavendel fein

Ein ätherisches Öl, das Mama und Baby mögen, wird regelmäßig bei sich wiederholenden Ritualen, z. B. beim Kuscheln vor dem Zubettgehen, verwendet. Einen Tropfen des ätherischen Öls auf ein Tuch geben und z. B. in den BH-Träger stecken. Der Duft mischt sich mit deinem Duft und dein Baby assoziiert ihn mit der Geborgenheit und Sicherheit, die du ihm gibst. Er kann dem Baby helfen, eine Routine zu entwickeln. Das Dufttuch kann mit ins Bettchen gelegt werden und hilft auch dem Babysitter, damit das Baby entspannt ist.

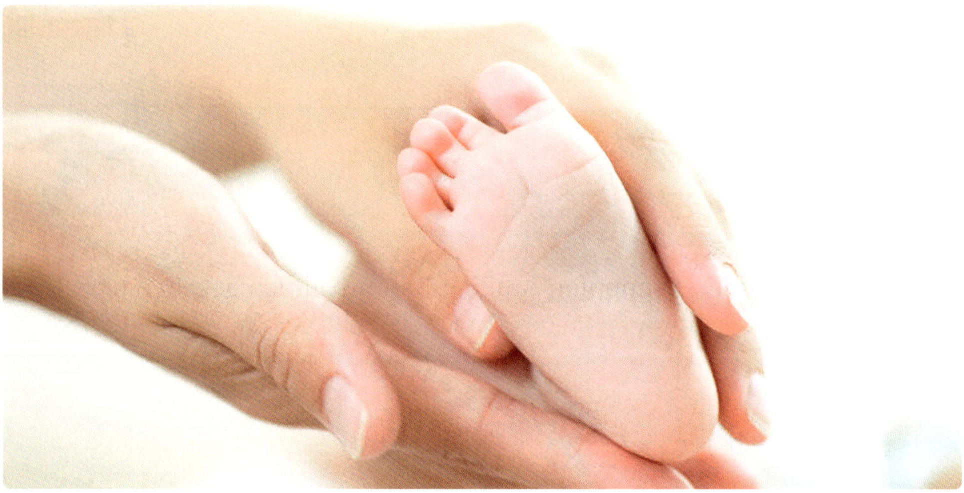

Erkältung

Vor allem in der kalten Jahreszeit können sich auch schon die ganz Kleinen leicht erkälten. Ätherische Öle sind bekannterweise lindernde Begleiter. Auf das klassische Erkältungsöl Eukalyptus (Eucalyptus globulus) muss allerdings verzichtet werden, da es bis zu 80 Prozent 1,8 Cineol enthält. Auch bei allen anderen ätherischen Ölen, die den Inhaltsstoff 1,8 Cineol enthalten, ist erhöhte Vorsicht geboten. 1,8 Cineol wirkt stark schleimlösend und kann für Säuglinge, die den gelösten Schleim noch nicht selbst abhusten können, gefährlich sein.

Bei Husten und Schnupfen eignen sich für Babys vor allem die besonders verträglichen und mild wirkenden ätherischen Öle wie Benzoe Siam und Lavendel fein. Beide Öle empfehle ich auch gerne in Kombination mit Cajeput (1 Tr.) für den Vernebler.

ERKÄLTUNGSÖL „HUSTEN"

Zur sanften Schleimlösung

1 EL Johanniskrautöl
1 Tropfen Benzoe Siam

Den Tropfen Benzoe Siam in das Johanniskrautöl geben und vermischen. Bei Bedarf das Erkältungsöl auf Brust, Rücken und Füße des Babys auftragen und sanft einmassieren.

ERKÄLTUNGSÖL „SCHNUPFEN"

Zur Bewältigung der Symptome

1 EL Johanniskrautöl
1 Tropfen Lavendel fein

Den Tropfen Lavendel fein in das Johanniskrautöl geben und vermischen. Bei Bedarf die Mischung auf Brust, Rücken und Füße auftragen und sanft einreiben.

Tipp

Schon bei einer beginnenden Erkältung meiner Kinder verwende ich gern Brustwickel. Für die Anwendung werden z. B. 1–2 Tropfen des Erkältungsöls „Schnupfen" auf ein Baumwolltuch gegeben und dieses auf Körpertemperatur erwärmt (z. B. mithilfe der Wärmelampe am Wickeltisch). Anschließend wird das Baumwolltuch auf die Brust des Säuglings aufgelegt und mit einem Zwischentuch abgedeckt. Darüber kommt der Body und darüber ein Wollwickel.

Interview mit Ursula Uhlemayr, Gründerin von Wickel & Co. GmbH, Autorin, Dozentin für Naturheilverfahren

Du bist Mama von inzwischen erwachsenen Kindern. Welche Erfahrungen hast du mit Wickeln und Auflagen gemacht?

Meine Erfahrungen waren auf vielfältige Weise sehr überzeugend. Das Gefühl, seinem Kind bei Befindlichkeitsstörungen was Gutes und Linderndes anbieten zu können, war für mich immer sehr bereichernd. Es stärkt die Bindung und das Kind spürt neben liebevoller Fürsorge auch die Kompetenz von Mama oder Papa. Anwendungen, die über das Wahrnehmen beim Kind gespeichert werden, sind wertvoll für das weitere Leben. Mir gefällt außerdem, dass Wickel und Auflagen die Selbstheilungskräfte stärken und das Immunsystem natürlich unterstützen. Bei meinen erwachsenen Kindern sehe ich, dass das Erlebte wieder zum Einsatz kommt, im Erwachsenenalter oder eventuell auch selbst als Eltern.

Ergänzen sich ätherische Öle, Wickel und Auflagen gut und was sollte hierbei beachtet werden?

Für mich sind ätherische und fette Öle eine große Bereicherung beim Anlegen von Wickeln und Auflagen. Früher setzte man hauptsächlich auf den thermischen Reiz. Heute weiß man, dass geeignete ätherische Öle in niedrigster Dosierung zusätzliche Linderung verschaffen können. Mir ist es immer wichtig, für die große Kraft zu sensibilisieren, die einem Tropfen ätherischen Öls innewohnt. Die richtige Dosierung ist aber entscheidend für eine kindgerechte Anwendung. Leider wird häufig immer noch zu hoch dosiert.

Welchen einfachen Anwendungstipp für einen Baby-Wickel kannst du uns auf den Weg geben?

Einer meiner Lieblingswickel bei Babys ist der Bauchwickel. Er wird auch eingesetzt, wenn dem Baby nichts wehtut. In den ersten Lebensmonaten entwickelt sich die Darmflora und der Tag der Geburt gilt als bedeutungsvollste Ernährungsumstellung. Nach dem Versorgtsein im Bauch der Mama gilt es nun, selbst Verdauungsarbeit zu leisten. Mit sanft wärmenden und unterstützenden ätherischen Ölen wird die Bauchregion gut gewärmt und der Darm entspannt. Das wirkt sich positiv auf das vegetative Nervensystem aus, das sich bei den Kleinen erst entwickelt. Dieses System ist verantwortlich für den Wechsel von Wachsein und Schlafen, für Aktion und Ruhe. Der Bauchwickel ist also auch eine

Einschlafhilfe. Für einen Bauchwickel eine geeignete Aromaölmischung, zum Beispiel Mandelöl mit 0,1 % Kamille römisch (Rezeptur siehe S. 94), tropfenweise auf eine Leinen-, Baumwoll- oder Mullkompresse träufeln, mit Heilwolle oder einer Kompresse für Pflanzenöle abdecken und auf den Bauch legen. Mit einem Zwischentuch und Body abdecken. Im Idealfall wird der Bauch des Babys zur Fixierung der Auflage und zum Wärmen noch mit einem Wickel-Außentuch umhüllt. 30 Minuten wirken lassen, ggf. auch länger.

Du bist seit vielen Jahren Expertin für das Thema „Immuntraining und Kneipp für Kinder". Gibt es eine Anwendung, die schon für die Kleinsten empfehlenswert ist?

Schon ab Geburt gibt es eine Kneipp-Anwendung, die überaus wirksam und hilfreich ist, und zwar das ansteigende Fußbad. Dazu die Füßchen in warmes Wasser tauchen, dem Baby am besten Leggings anziehen, damit die Beine nicht auskühlen. Langsam etwas warmes Wasser nachfüllen, bis ca. 39 Grad. Danach die Füße mit Socken warmhalten, ggf. eine Öleinreibung auf die feuchte Haut auftragen. Dauer ca. fünf bis 15 Minuten, je nach Laune des Kindes. Das Fußbad ist von Anfang an sinnvoll, denkbar einfach in der Umsetzung und positiv für den ganzen Körper. Es hat sich unter anderem bei Unruhe, Bauchweh, Blähungen, aber auch zum besseren Einschlafen bewährt. Wenn das Babynäschen Schnupfen hat, ist das Fußbad der erste Weg zur freien Nase.

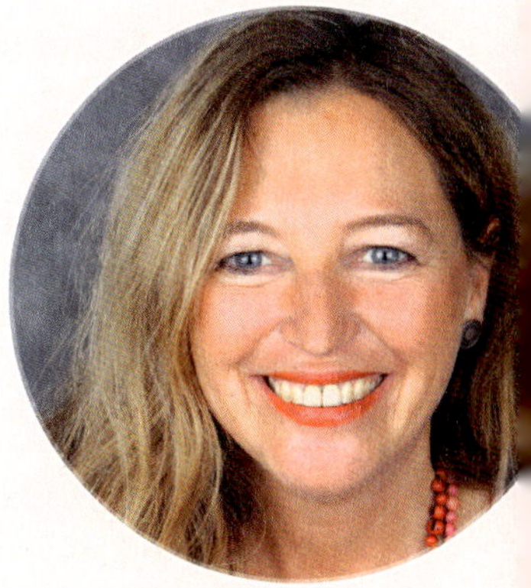

Meditation und Achtsamkeitsübungen sind für dich wertvolle Elemente zur Stärkung der Gesundheit. Nennst du uns eine kurze Übung, die man als frischgebackene Mama gut in den Alltag integrieren kann?

Achtsames Ein- und Ausatmen ist für mich die beste Übung. Dazu muss man nur eine kurze Pause von einer Minute einlegen und den Fokus auf das Atmen richten. Mit dem Einatmen in Gedanken Ruhe und Erholung aufnehmen und mit dem Ausatmen ganz bewusst Spannung loslassen. Oder, wenn es machbar ist, gar nichts denken. Umso häufiger wir das üben, umso besser kann sich der Organismus umstellen. Wenn dabei noch eine duftende Ölkompresse auf den oberen Bauch gelegt wird, wird das Zur-Ruhe-Kommen noch verstärkt. Hierfür einfach die Ölmischung „Babys Bauchwickel" (S. 94) verwenden.

Bauchweh & Co

Vor allem in den ersten Lebensmonaten haben einige Babys mit Bauchweh zu kämpfen, das oft durch Blähungen ausgelöst wird. Wärme, etwa über ein Traubenkernsäckchen, verschafft ebenso Linderung wie eine wohltuende Bauchmassage. Auch mit homöopathischen Zäpfchen und Globuli habe ich gute Erfahrungen gemacht. Bei anhaltenden Beschwerden über mehrere Tage oder verschlechterndem Allgemeinzustand ist ein Arztbesuch ratsam.

Unterstützend wirken das entspannende ätherische Öl Lavendel fein, das entkrampfend wirkende Koriandersamenöl, oder Orangenöl, das gegen Blähungen hilft. Vor allem die beiden letztgenannten ätherischen Öle Koriandersamen und Orange oxidieren schnell nach Öffnung des Fläschchens. Deshalb dürfen sie für Hautanwendungen maximal ein halbes Jahr lang verwendet werden.

ÖLMISCHUNG „BABYS BAUCHWICKEL"

Wärmend und entspannend

50 ml Mandelöl
1 Tropfen Kamille römisch

Ätherisches Öl zum Mandelöl geben und die Flasche schwenken. Anleitung siehe Interview mit Ursula Uhlemayr, S. 92.

BAUCHÖL „BABYWOHL"

Entkrampfend und entspannend

1 EL Mandelöl
1 Tropfen Koriandersamen

Ätherisches Öl mit Mandelöl mischen und bei Bedarf auf den Babybauch auftragen und sanft massieren.

Anleitung Baby-Bauchmassage

- Sorge für eine gemütliche Atmosphäre und genügend Wärme, z. B. mithilfe einer Baby-Wärmelampe
- Bauchöl „Babywohl" auf deine Hände geben und anwärmen
- Mit dem Öl vorsichtig kreisende Bewegungen im Uhrzeigersinn machen
- Anschließend „Radfahren", indem die Füße des Babys in Rückenlage wie beim Fahrradfahren bewegt werden
- Versuche es am besten beide Varianten und teste, welche Übung dem Baby hilft
- Nach der Massage kann zusätzlich ein angewärmtes Traubenkernsäckchen auf den Bauch gelegt werden
- Bei Bedarf das Baby anschließend in Bauchlage auf den Unterarm legen und das Köpfchen in der Armbeuge ruhen lassen.

Ältere Geschwisterkinder

Die Ankunft eines kleinen Geschwisterchens kann die Welt des älteren Kindes ganz schön durcheinanderwirbeln. In dieser Phase helfen Benzoe Siam und Mandarine rot durch ihren beruhigenden und entspannenden Effekt. Ein Roll-On, den das Kleinkind unter Aufsicht selbst auftragen darf, ist ein hilfreicher Begleiter in dieser oft turbulenten Zeit.

ROLL-ON „WE ARE FAMILY"

Entspannend und beruhigend

10 ml Jojobaöl
2 Tropfen Mandarine rot
1 Tropfen Benzoe Siam

Jojobaöl mit ätherischen Ölen in eine leere Roll-On-Flasche geben und schwenken. Bei Bedarf dem älteren Kind den Stift geben auf Brust und Nacken auftragen lassen.

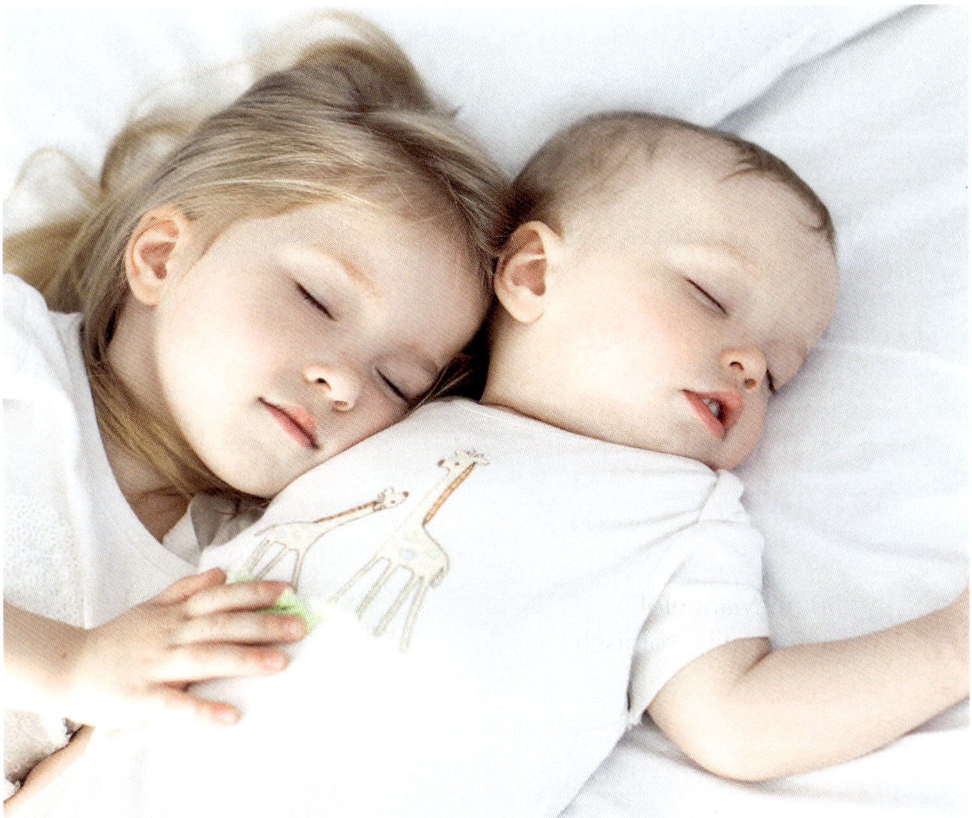

Babypflege – sechs bis zwölf Monate

Dein Baby ist nun älter und wird immer mehr Interesse an seiner Umwelt entwickeln und diese erforschen wollen. So ist es kaum vermeidbar, dass es mit Erkältungsviren und anderen Keimen in Berührung kommt. Die ersten Zähnchen kündigen sich an und du wirst die Ernährung langsam auf Breikost umstellen. Alle diese Umstellungen können Unwohlsein und Beschwerden hervorrufen. Mit ätherischen Ölen lässt sich auch diese Entwicklungsphase mit all seinen Herausforderungen sinnvoll begleiten.

Erkältung

Zur Linderung der verschiedenen Erkältungsbeschwerden steht für dein Baby nun, neben den bereits im Säuglingsalter verwendeten Benzoe-Siam-Öl und Lavendel-fein-Öl, ein weiteres, sehr wirksames ätherisches Öle zur Verfügung. In 0,5 %iger Dosierung darf nun auch das sanft schleimlösende Cajeput-Öl verwendet werden. Es kann, beispielsweise nach der Rezeptur „Freies Näschen", ca. eine Viertelstunde vor dem Zubettgehen im Vernebler und zur äußerlichen Anwendung im Erkältungsbalsam „Atme frei" eingesetzt werden.

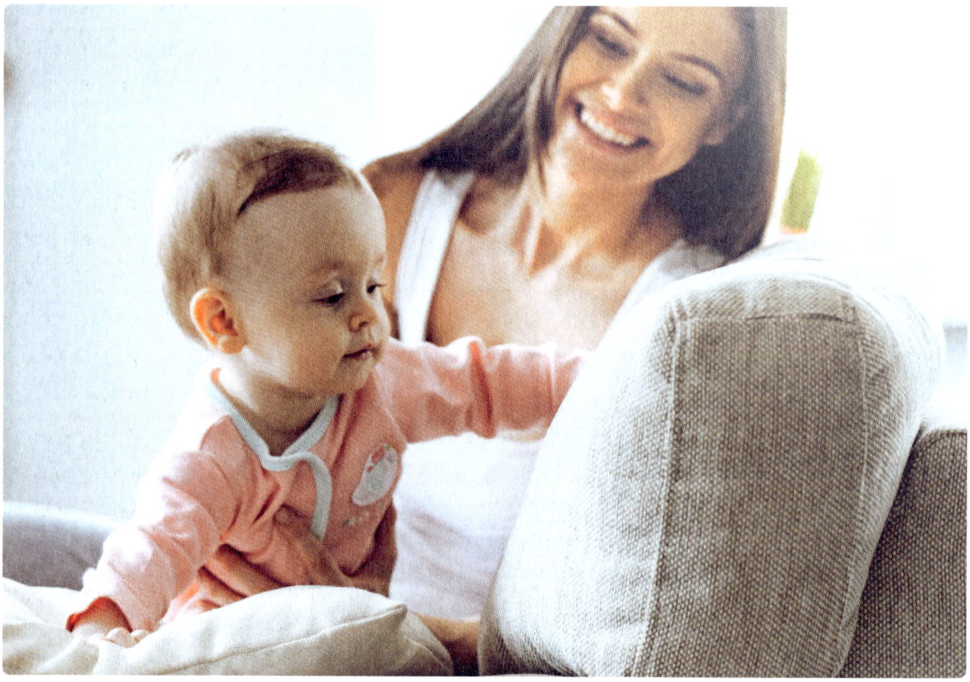

ERKÄLTUNGSBALSAM „ATEM FREI"

Schleimlösend und lindernd

25 g Sheabutter
5 g Mandelöl
2 Tropfen Cajeput
1 Tropfen Lavendel fein
1 Tropfen Benzoe Siam

Das Mandelöl und ätherische Öle in eine kleine Glasschüssel geben. Die Sheabutter hinzugeben und mit dem elektrischen Rührgerät etwa acht Minuten lang schlagen, bis die Mischung wie geschlagene Sahne aussieht. Mit einem Löffel oder Spatel vom Rand in die Mitte schieben und erneut für sechs bis acht Minuten steifschlagen. In ein Schraubglas abfüllen und bei Bedarf auf Brust, Rücken und Füße des Kindes auftragen.

DUFTMISCHUNG „FREIES NÄSCHEN"

Zum besseren Durchatmen

2 Tropfen Cajeput
2 Tropfen Lavendel fein
2 Tropfen Benzoe Siam

Ätherische Öle direkt auf einen Duftstein oder in den mit frischem Wasser gefüllten kleinen Tank des Verneblers geben.

Tipp

Nimm eine feuchte Stoffwindel und gib die Duftmischung „Freies Näschen" darauf. Hänge sie über das Bett oder an die Heizung.

Gut zu wissen

Ätherische Öle wie Cajeput, die anteilig den schleimlösenden Inhaltsstoff 1,8 Cineol enthalten, werden insgesamt bei Babys nur sehr vorsichtig verwendet und nicht über 0,25 % dosiert. In höherer Dosierung kann es bei Säuglingen, die noch nicht abhusten können, zu einem Sekretstau kommen. Erst wenn eine ausreichende Brustmuskulatur vorhanden ist, die das Abhusten ermöglicht (also wenn das Baby krabbeln und sich hochziehen kann), kann etwas höher (bis max. 0,5 %) dosiert werden. Besonders milde Rezepturen lassen sich durch Kombination mit Lavendel fein und Benzoe Siam herstellen.

Zahnen

Meistens beginnen ab dem 6. Monat die ersten beiden vorderen Milchzähne (Schneidezähne) des Unterkiefers durchzubrechen und sich langsam nach draußen zu schieben. Es beginnt die Zeit des Zahnens. Das Zahnen wird von jedem Kind sehr unterschiedlich durchlebt. Manche Babys haben keine Symptome, andere entwickeln erhöhte Temperatur und rote, warme Wangen.

Unterstützend wirken Mischungen mit den ätherischen Öle Kamille römisch und Lavendel fein. Bevor eine Zahnölmischung aufgetragen wird, können die heißen Wangen von außen mit Rosen- oder Orangenblütenwasser gekühlt werden. Hierzu wird ein Wattepad verwendet, das vorher mit einem der Pflanzenwässer besprüht wurde. Anschließend kannst du mit dem Roll-On „Zahnwohl" punktuell von außen die Wangen deines Kindes behandeln.

Gute Erfahrungen habe ich zusätzlich mit homöopathischen Produkten wie beispielsweise den Osanit Globuli gemacht. Gegen Schmerzen haben sich gekühlte Kau- und Beißringe bewährt. Auch kalter Kamillentee bringt Linderung und wirkt entzündungshemmend. Zur Anwendung wird der Tee gekocht, abgekühlt und mit einem Wattestäbchen auf die betroffenen Stellen getupft.

ROLL-ON „ZAHNWOHL"

Beruhigend und schmerzlindernd

10 ml Jojobaöl
1 Tropfen Lavendel fein
1 Tropfen Kamille römisch

Die heißen Wangen von außen mit etwas Wasser kühlen und das Zahnungsöl von außen punktuell auftragen.

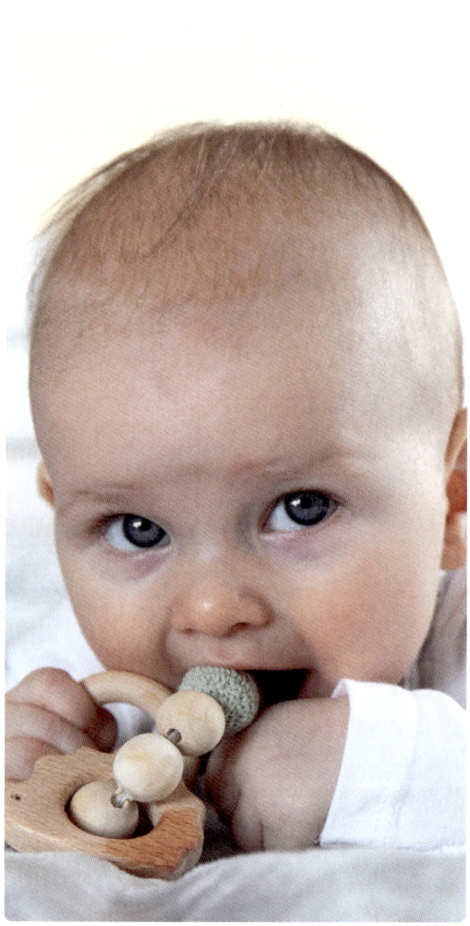

Interview mit Yvonne Bareiß, Heilpraktikerin und Aromaexpertin, Seminarleiterin bei PRIMAVERA LIFE

Liebe Yvonne, als Seminarleiterin beschäftigst du dich intensiv mit dem Thema „Riechen". Ab wann nehmen Babys Düfte wahr?

Aus vielen wissenschaftlichen Untersuchungen wissen wir, dass Ungeborene schon im Mutterleib riechen können und durch die Geruchswelt ihrer Mutter geprägt werden. Duftstoffe werden über die Nabelschnur an den Embryo weitergegeben. Nach der Geburt finden die Babys mithilfe ihres Geruchssinns den Weg zur mütterlichen Brust.

Was gibt es bei der Anwendung von Düften bei Babys zu beachten?

Das Motto „Weniger ist mehr". Die Dosierungen müssen immer ganz niedrig sein. Dabei sollten naturreine Duftstoffe verwendet werden, weil diese im Vergleich zu synthetischen Duftstoffen vom Körper erkannt und verstoffwechselt werden.

Du hast zwei schon ältere Kinder. Was war deine Lieblings-Duftanwendung bei deinen Babys?

Cajeput hat mir bei Erkältungen so einige Nächte „gerettet". Ich habe einfach ein Mulltuch mit Wasser befeuchtet, einen Tropfen Cajeput darauf gegeben und das Ganze über den Heizkörper gehängt. Das hilft, leichter durchzuatmen.

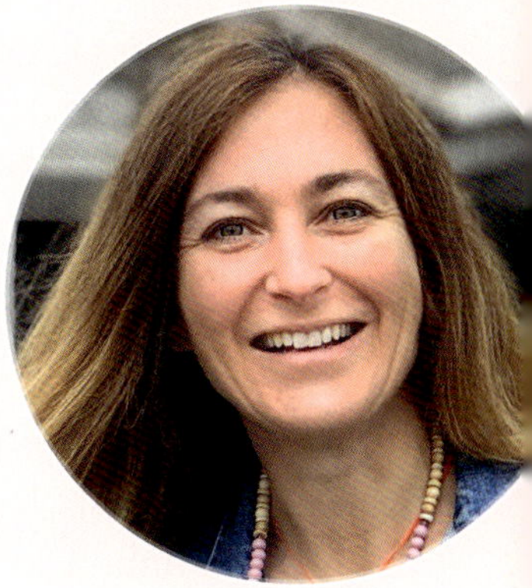

Ebenso kann ich eine Brustölmischung empfehlen. Sie wird hergestellt aus 50 ml Mandelöl in Bio-Qualität, zwei Tropfen Cajeput und zwei Tropfen Mandarine rot. Das Mandarinenöl wirkt zusätzlich stimmungshebend und entspannend. Es hat sich bewährt, die Ölmischung auch auf die Füßchen des Babys aufzutragen und sanft einzumassieren. Durch diese sanfte Fußmassage werden die Reflexpunkte aktiviert.

Beruhigung & Schlaf
Beruhigende und schlaffördernde Maßnahmen können uns Eltern bei all unseren liebevollen Bemühungen, die Kleinen zur Ruhe zu bewegen, sehr unterstützen. Hilfreich sind die entspannend wirkenden ätherischen Öle Benzoe Siam, Mandarine rot und Lavendel fein. Sie können beispielsweise im Rahmen eines abendlichen Rituals zur Raumbeduftung verwendet werden. Der Kreativität für das persönliche Bett-Ritual sind keine Grenzen gesetzt. Eine kleine Fußmassage oder ein Bad können das Wohlbefinden unterstützen. Zur Förderung des Schlafs hat es sich bewährt, das Schlafzimmer vor dem Zubettgehen gut zu lüften und anschließend einen beruhigenden Duft zu verbreiten.

DUFTMISCHUNG „MANDARINCHEN"
Beruhigend und entspannend

1 Tropfen Mandarine rot
1 Tropfen Lavendel fein
1 Tropfen Benzoe Siam

Ätherische Öle direkt auf den Duftstein oder in den mit frischem Wasser befüllten Behälter eines Verneblers geben. Alternativ kann auch eine Stoffwindel befeuchtet und mit den genannten ätherischen Ölen und jeweils einem Tropfen beduftet werden. Sie wird dann vor dem Zubettgehen über das Bett oder während der Winterzeit an die Heizung gehängt.

BADEÖL „MANDARINCHEN"
Beruhigend und entspannend

3 EL Mandelöl
1 Tropfen Mandarine rot
1 Tropfen Lavendel fein
1 Tropfen Benzoe Siam

Ätherische Öle mit dem Mandelöl mischen und direkt in das einfließende Badewasser der Babybadewanne geben.

FÜSSCHENÖL „SCHLAF GUT"
Beruhigend und entspannend

2 EL Mandelöl
1 Tropfen Lavendel fein
1 Tropfen Kamille römsich

Zutaten miteinander mischen.

Tipp

Mit einer Füsschenmassage schenkst du deinem Kind ungeteilte Aufmerksamkeit. Die meisten Kinder genießen dieses Zubettgeh-Ritual.

Blaue Flecken

Mit zunehmendem Alter wird dein Kind immer aktiver. Es rollt sich von der Liegedecke, übt sich im Krabbeln, zieht sich eventuell schon hoch oder probiert sogar bereits die ersten Schritte zu laufen. Nicht selten kommt es in dieser Zeit zu kleinen stumpfen Verletzungen und blauen Fecken. Immortellenöl und Immortellenwasser helfen, blaue Flecken zu lindern und den Schmerz für dein Kind zu reduzieren. Immortellenwasser darf pur auf die betroffenen Stellen aufgesprüht werden. Immortellenöl ist hochpreisig, wird aber in 1 ml Fläschchen angeboten.

Persönliches

Bei kleinen Wehwehchen meiner Kinder singe ich gern das altbekannte und traditionelle Lied „Heile heile Segen". Während ich singe, gebe ich das „Zauberspray Immortellenwasser" oder den Zauber-Roll-On „Heile Segen" auf die betroffene Stelle. Mein älteres Kind verlangt mittlerweile sogar danach und mag dieses Ritual sehr gern.

ZAUBER-ROLL-ON „HEILE SEGEN"

Schmerzlindernd und heilend

10 ml Jojobaöl
1 Tropfen Immortelle

Ätherisches Immortellenöl in den Roll-On geben und mit Jojobaöl auffüllen. Bei Bedarf auf die betroffene Hautstelle auftragen und dem Kind Trost spenden.

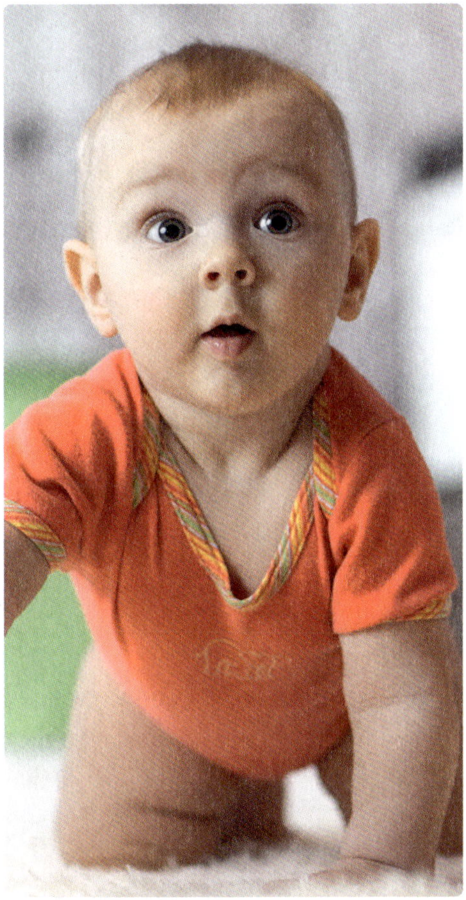

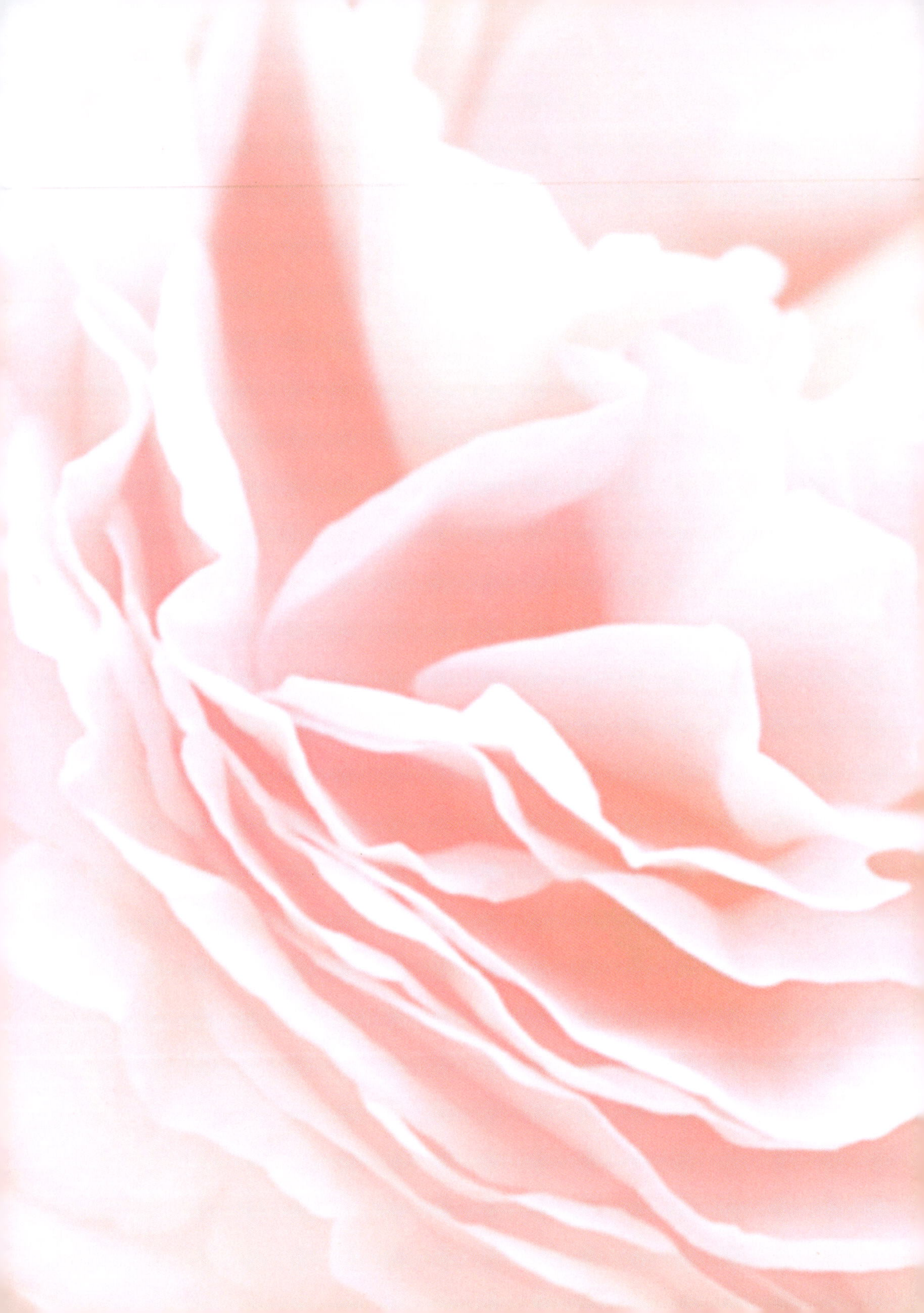

Kurzportraits der wichtigsten Zutaten

Benzoe Siam

Styrax tonkinensis

Das Hautpflege- & Seelenstreichler-Öl

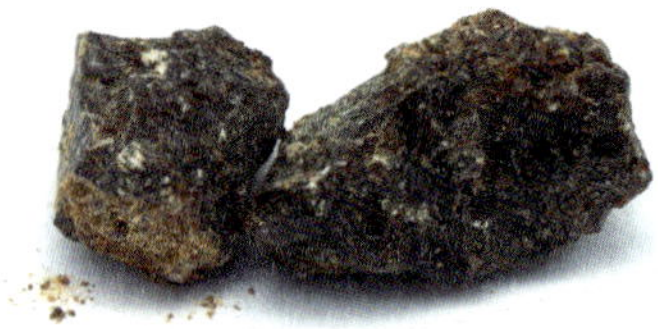

Herkunft: Südostasien
Gewinnung: Alkoholextraktion
Farbe des Öls: braun
Duft: vanillig, süß, warm
Haltbarkeit: 12 Monate

	Einsatzgebiet	Unterstützende Eigenschaften
Körperlich	Gerötete Haut im Windelbereich, Husten, Ekzeme, Narbenpflege, Windeldermatitis	Entzündungshemmend, hautregenerierend, mild schleimlösend
Psychisch	In Erkältungsmischungen, zur Raumbeduftung	Angstlösend, beruhigend, einhüllend, stimmungsaufhellend

Benzoe Siam ist ein duftendes Baumharz und genau genommen kein ätherisches Öl, sondern ein Resinoid. Um die klebrige Konsistenz in Tropfenform verwenden zu können, wird es bereits vom Hersteller mit Trinkalkohol verdünnt. Benzoe Siam ist sehr hautverträglich und wird bei vielen Hautbeschwerden eingesetzt. Es unterstützt beispielsweise den Heilungsprozess gereizter, trockener und rissiger Haut. Auch zur Pflege empfindlicher Babyhaut ist es sehr beliebt. Erfolge zeigen sich auch bei geröteter Haut im Windelbereich und bei Windeldermatitis.

Benzoe Siam wird aufgrund seiner wohltuenden, milden Wirkung auf die Atemwege auch sehr gerne in Mischungen für erkältete Babys (ab dem 6. Monat) eingesetzt. Es lindert Reizhusten und erleichtert das Abhusten.

Auf die Psyche unserer Kleinen wirkt der süße, vanillige Duft wie eine einhüllende, schützende Decke und lädt zum Wohlfühlen und Kuscheln ein. Der Duft von Benzoe Siam ist ein wahrer Seelentröster.

Wenn Benzoe Siam nach längerer Lagerung im Fläschchen etwas klebrig geworden ist, kann mit etwas Bio-Alkohol verdünnt werden.

Lavendel fein

Lavandula angustifolia

Das Hautpflege- & Beruhigungs-Öl

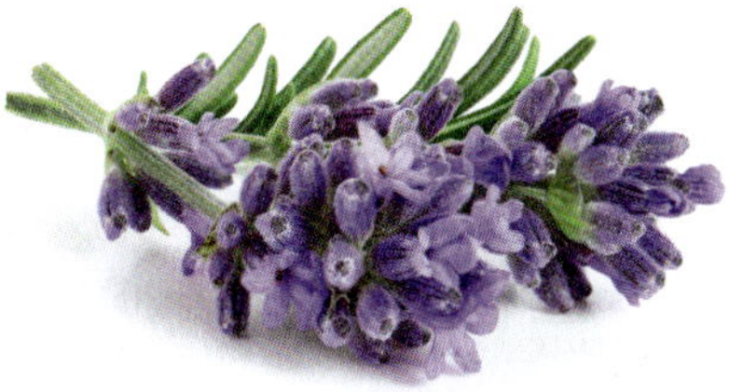

Herkunft: Italien, Frankreich u. a.
Gewinnung: Wasserdampfdestillation
Farbe des Öls: farblos
Duft: frisch, krautig, warm
Haltbarkeit: 12 Monate

	Einsatzgebiet	Unterstützende Eigenschaften
Körperlich	Erkältung, Fieber, Hautkrankheiten, Juckreiz, Kopfschmerzen, Muskelbeschwerden, Ohrenschmerzen, Schlafstörungen, Vaginalpilz, Verbrennungen, Wunden; zur Mund-, Haut- und Narbenpflege	Antibakteriell, antimykotisch, antiviral, entzündungshemmend, fiebersenkend, hautregenerierend, immunstärkend, insektenabwehrend, juckreizlindernd, krampflösend, schlaffördernd, schmerzlindernd, wundheilend
Psychisch	Angst, depressive Verstimmung, Gedankenkarussell, Nervosität, Stress	Angstlösend, aufbauend, ausgleichend, beruhigend

Lavendel fein ist ein wahrer Klassiker in der Aromatherapie. Für die Herstellung wird in Frankreich und Italien die Pflanze des „Echten Lavendels" auf weitläufigen Feldern kultiviert. Bioqualität ist zu bevorzugen. Das Öl ist auch von wildgesammelten Pflanzen erhältlich (Lavendel extra).

Lavendel fein wirkt ausgleichend und beruhigend. Wichtig ist eine niedrige Dosierung, weil es in hohen Dosen wiederum leicht aktivierend wirken kann. In Hautpflegemischungen ist es besonders verträglich und hat wundheilende Eigenschaften, weshalb es viel bei Hautkrankheiten eingesetzt wird. In der Schwangerschaft und für Babys wird dieses vielseitig einsetzbare ätherische Öl sowohl zur Hautpflege als auch zur psychischen Entspannung verwendet. Lavendel fein darf nicht verwechselt werden mit den ätherischen Ölen Lavandin, Speiklavendel und Schopflavendel.

Mandarine rot

Citrus reticulata

Das Wohlfühl- & Sonnenschein-Öl

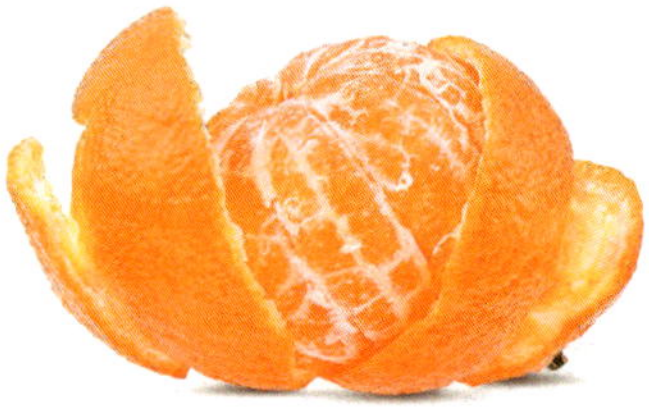

Herkunft: Italien, Brasilien u. a.
Gewinnung: Kaltpressung
Farbe des Öls: gelblich-orange
Duft: warm, süß, fruchtig
Haltbarkeit: 6 Monate

	Einsatzgebiet	Unterstützende Eigenschaften
Körperlich	Cellulite, Übelkeit, Lymphstau	Antiseptisch, stark krampflösend, lymphflussfördernd
Psychisch	Nervöse Erregung, Unruhe, Stress, Burn-out, Schlaflosigkeit, Trotzphase, Albträume bei Kindern	Beruhigend, entkrampfend, stresslösend, schlaffördernd, geborgenheitsfördernd

Das ätherische Öl der Mandarine ist wegen seines warmen, süßen und fruchtigen Dufts bei fast allen Kindern beliebt. Mandarinenöl wird aus den Schalen, sowohl von roten als auch von grünen Früchten, gewonnen. Für die Rezepturen in diesem Buch wird ausschließlich das Öl „Mandarine rot“ verwendet. Die enthaltenen aromatischen Ester (v. a. Methylanthranilat) wirken entspannend und ausgleichend. Gleichzeitig hebt der Duft die Stimmung und schenkt Lebensfreude. Das macht das Öl zu einem guten Begleiter bei Angst, Stress, innerer Unruhe oder Schlafstörungen. In der Schwangerschaft wirkt es außerdem lindernd bei Übelkeit und hilft bei Stimmungsschwankungen. Zur Raumbeduftung immer niedrig dosieren, bei Kindern max. 1–3 Tropfen verwenden. Bei diesem ätherischen Öl ist es besonders wichtig, auf die Haltbarkeit zu achten, da es wegen der enthaltenen Monoterpene zu Oxidation neigt.

Ätherisches Mandarinenöl sollte nicht als Badezusatz für längere, heiße Bäder verwendet werden, weil es sensible Haut eventuell reizen kann.

Neroli

Citrus aurantium ssp. aurantium

Das Helfer-Öl in Ausnahmesituationen und bei Angst

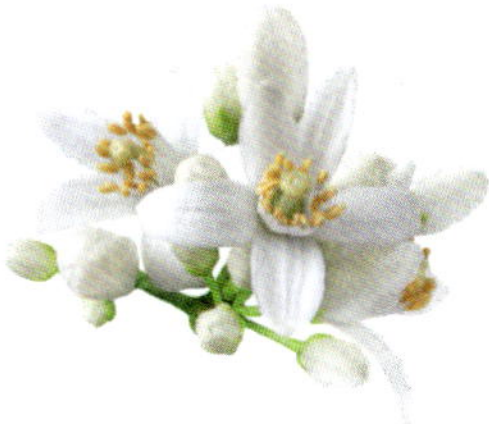

Herkunft: Ägypten, Marokko u. a
Gewinnung: Wasserdampfdestillation
Farbe des Öls: zartgelb
Duft: blumig, frisch, lieblich, süß
Haltbarkeit: 9 Monate

	Einsatzgebiet	Unterstützende Eigenschaften
Körperlich	Couperose, Dehnungsstreifen, Erkältungskrankheiten, Juckreiz, Narben; zur Gesichts- und Hautpflege	Antibakteriell, antiviral, fiebersenkend, hautpflegend und hautregenerierend, juckreizlindernd, krampflösend
Psychisch	Angst, depressive Verstimmung, Schockzuständen, Trauer	Angstlösend, antidepressiv, beruhigend, stärkend, stimmungsaufhellend

Neroliöl wird aus den strahlend weißen, stark duftenden Blüten des Bitterorangenbaums gewonnen. Das vielseitig verwendbare Öl ist unter Aromatherapeut*innen auch als das „Notfallöl" unter den ätherischen Ölen bekannt, da es bei Schock und Angstzuständen wirkungsvoll eingesetzt werden kann. Zudem ist es mild und sehr hautpflegend und findet aufgrund seiner antiviralen und antibakteriellen Wirkung auch bei Erkältungskrankheiten seinen Einsatz.

Der liebliche Duft von Neroliöl hilft bei Schlafstörungen, Angstzuständen und in Zeiten der Trauer. Neroliöl ist aufgrund der zeitlich aufwendigen Ernte sehr kostbar und entsprechend teuer. Alle Rezepturen in diesem Buch werden mit der völlig ausreichenden 10 %igen Verdünnung ausgeschrieben. Diese von verschiedenen Herstellern angebotene Verdünnung wird Neroli 10 % genannt. Sie enthält 10 Prozent Neroliöl und 90 Prozent Weingeist (Trinkalkohol).

Orange

Citrus sinensis

Das Gute-Laune-Öl

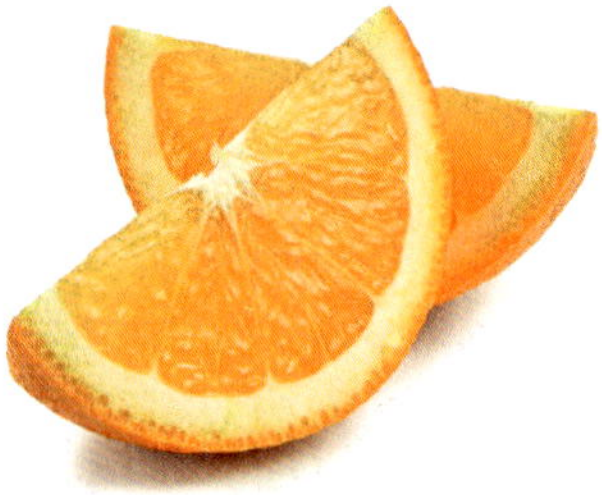

Herkunft: Italien, Israel, Brasilien u. a.
Gewinnung: Kaltpressung
Farbe des Öls: farblos bis gelblich
Duft: frisch, süß, fruchtig
Haltbarkeit: 6 Monate

	Einsatzgebiet	Unterstützende Eigenschaften
Körperlich	Cellulite, Erkältung, Schlafstörungen, Übelkeit, Verdauungsbeschwerden	Antibakteriell, antiviral, desinfizierend, durchblutungsfördernd, entzündungshemmend, hautstraffend, immunstärkend, krampflösend, lymphflussfördernd, raumluftreinigend, schlaffördernd, verdauungsregulierend
Psychisch	Angst, depressive Verstimmung, innerer Unruhe, Nervosität, Stress	Beruhigend, konzentrationsfördernd, stimmungsaufhellend

Das ätherische Öl der Orange zählt mit seinem süß-warmen Duft zu den beliebtesten Düften bei Jung und Alt. Es schenkt Lebensfreude, hebt die Stimmung und hat gleichzeitig einen ausgleichenden und entspannenden Effekt. Daher ist der Duft ein guter Begleiter bei Stress, Angst und innerer Unruhe. In der Schwangerschaft wird es gern bei Übelkeit und Verdauungsbeschwerden eingesetzt. So wie bei Mandarinenöl ist es auch bei diesem Öl besonders wichtig, auf die Haltbarkeit zu achten, da es leicht oxidiert. Dies gilt insbesondere für Hautanwendungen. Es sollte auch nicht als Badezusatz für längere, heiße Bäder verwendet werden, weil es sensible Haut eventuell reizen kann. Nach dem Öffnen das Fläschchen innerhalb von einem halben Jahr aufbrauchen. Bei allen aus der Schale kaltgepressten Zitrusölen ist es besonders wichtig, auf Bioqualität zu achten.

Rose

Rosa damascena, Rosa centifolia

Das Hautpflege- & Herzöffner-Öl

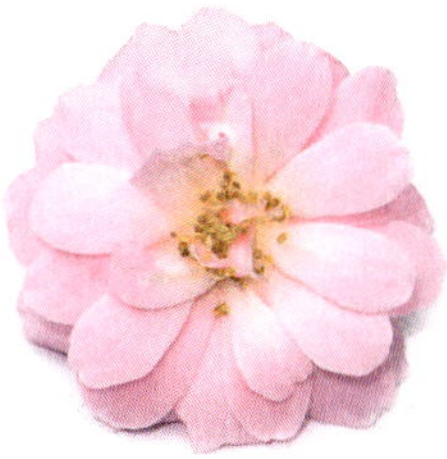

Herkunft: Bulgarien, Marokko u. a
Gewinnung: Wasserdampfdestillation
Farbe des Öls: farblos bis gelblich
Duft: blumig, lieblich, süß, warm
Haltbarkeit: 12 Monate

	Einsatzgebiet	Unterstützende Eigenschaften
Körperlich	Bei Hautkrankheiten, Lippenherpes, Narben, Muskelbeschwerden, PMS, Schlafstörungen; zur Babypflege, Haut- und Mundpflege	Antibakteriell, antimykotisch, antiviral, desinfizierend, entzündungshemmend, hautregenerierend, hormonausgleichend, immunstärkend, krampflösend, lymphflussfördernd
Psychisch	Angst, depressive Verstimmung, Gefühlsblockaden, Liebeskummer, Reizbarkeit, Stress, Trauer	Angstlösend, aphrodisierend, ausgleichend, entspannend, harmonisierend, herzöffnend, stärkend

Die Rose gilt als Königin der Blumen und Symbol der Liebe. Ihr warmer Duft öffnet das Herz. Ätherisches Rosenöl zählt mit mehr als 500 verschiedenen Inhaltsstoffen zu den komplexesten ätherischen Ölen überhaupt und wird dank seiner Vielfalt als Allheilmittel bezeichnet. Es ist auch eines der kostbarsten ätherischen Öle. Für einen einzigen Tropfen Rosenöl benötigt man rund 30 ganze Rosenblüten.

Das wertvolle und hautverträgliche Öl begleitet traditionell durch Schwangerschaft und Geburt. Auf psychischer Ebene wirkt es beruhigend, stabilisierend, angstmindernd und harmonisieren. In Hautpflegemischungen wirkt es beruhigend bei trockener und entzündeter Haut und hat sich gerade in Babypflegemischungen sehr bewährt. Für die Rezepte in diesem Buch wird nur das 10 %ige Rosenöl (Rose 10 %) verwendet.

Orangenblütenwasser

Citrus aurantium ssp. amara

Das SOS-Spray

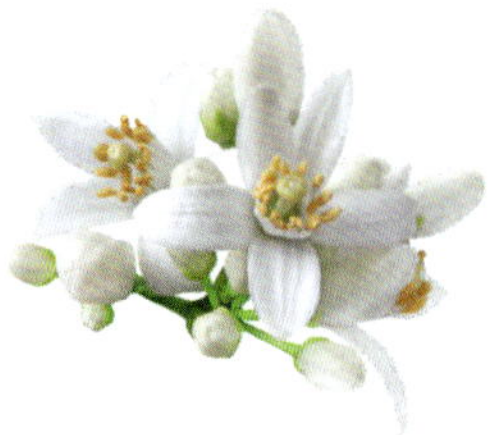

Herkunft: Italien, Marokko, Ägypten
Gewinnung: Wasserdampfdestillation
Farbe des Sprays: farblos
Duft: blumig, süß
Haltbarkeit: laut Hersteller

	Einsatzgebiet	Unterstützende Eigenschaften
Körperlich	Hautpflege, Gesichtspflege, Mundpflege, Hitzewallungen, Erfrischung	Kühlend, hautregenerierend, hautbefeuchtend
Psychisch	Angst, Unruhe	Angstlösend, entspannend

Echtes Orangenblütenwasser entsteht während des Destillationsprozesses bei der Gewinnung des wertvollen Neroliöls. Hierfür werden unzählige kleine weiße Bitterorangenbaumblüten durch Zufügung von heißem Wasserdampf destilliert. Am Ende der Destillation erhält man sowohl das ätherische Öl als auch das Destillationswasser, auch Pflanzenwasser oder Hydrolat genannt. Das blumig-frische Orangenblütenwasser enthält nur noch einen sehr geringfügigen Anteil ätherisches Öl. Häufig wir das Produkt mit ca. 14 Prozent Alkohol versetzt, um die Haltbarkeit zu gewährleisten. Dennoch ist es für Erwachsene sehr mild und hautfreundlich. Auf der Haut wirkt es kühlend und hautregenerierend. Der Duft hat einen entspannenden und angstmindernden Effekt, weshalb er gerne zur psychischen Beruhigung in besonderen Lebenslagen eingesetzt wird. Er gleicht Stimmungsschwankungen aus und hilft, wenn wir seelische Unterstützung brauchen. Herstellerseits sind Pflanzenwässer bereits in Sprühflaschen abgefüllt. Sie eignen sich somit gut für Raum- oder Körpersprays.

Rosenwasser

Rosa damascena (alt. R. centifolia, R. alba, R. gallica)

Das Hautpflege- & Herzöffner-Spray

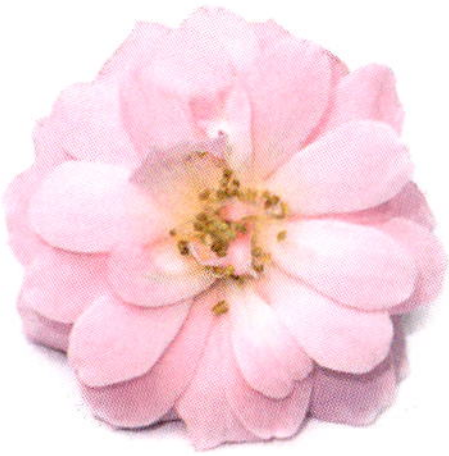

Herkunft: Bulgarien, Iran, Türkei u. a
Gewinnung: Wasserdampfdestillation
Farbe des Sprays: farblos
Duft: rosig, blumig
Haltbarkeit: laut Hersteller

	Einsatzgebiet	Unterstützende Eigenschaften
Körperlich	Gesichtspflege, Deo, Hautpflege, Hautirritationen, kleine Verletzungen, Hautjucken, Windeldermatitis	Entzündungshemmend, kühlend, schmerzlindernd
Psychisch	Stress, Angst, Schlafstörungen	Angstlösend, entspannend, harmonisierend, herzöffnend

So wie Orangenblütenwasser entsteht auch echtes Rosenwasser während des Destillationsprozesses des entsprechenden ätherischen Öls. Das fein duftende Rosenwasser enthält neben Wasser und wasserlöslichen Duftstoffen meistens zur Konservierung Alkoholzusätze. Für die Babypflege wird grundsätzlich Rosenwasser ohne Alkoholzusatz verwendet.

Auf die Haut hat Rosenwasser einen entzündungshemmenden und kühlenden Effekt und eignet sich somit bei entzündeter und gereizter Haut. Es lindert Hautjucken und hat sich bei Windeldermatitis und zur Pflege von Geburtsverletzungen wie Dammschnitt oder Dammriss bewährt.

Auch auf unser Psyche hat Rosenwasser einen wohltuenden Effekt. Es wirkt entspannend, angstmindernd, harmonisierend und ausgleichend. Rosenwasser kann ganz einfach als sanft duftendes Raumspray verwendet werden, z. B. zur Entspannung während der Schwangerschaft, bei der Geburt und für das Baby. Insbesondere für die Babypflege ist das recht preiswerte echte Rosenwasser (ohne Alkoholzusatz) sehr geeignet.

Calendulaöl

Calendula officinalis

Das Wund- & Babyöl

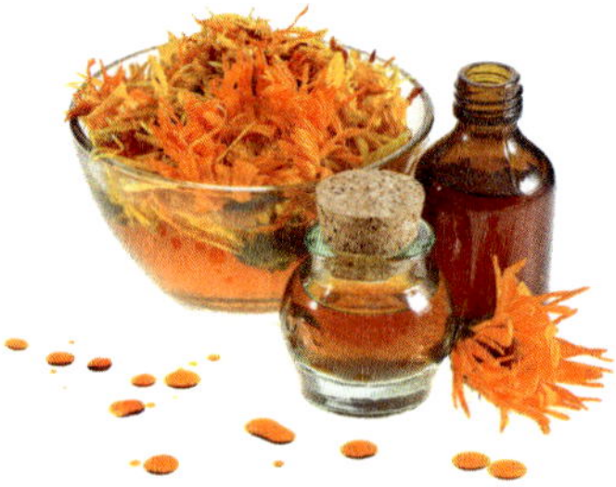

Herkunft: Deutschland, Ägypten u. a.
Gewinnung: Mazeration
Farbe des Öls: farblos, leicht gelblich
Duft: krautig
Haltbarkeit: ca. 1 Jahr

	Einsatzgebiet	Unterstützende Eigenschaften
Körperlich	Babypflege, Narbenpflege, Wetterschutzöl	Hautregenerierend, wundheilend, Hautstoffwechsel anregend, entzündungshemmend

Calendulaöl wird aus den Blüten der Ringelblumen gewonnen, weshalb das Öl auch häufig Ringelblumenöl genannt wird. Es handelt sich um einen Ölauszug, was in der Fachsprache als Mazerat bezeichnet wird. Meistens werden die Ringelblumenblüten in Olivenöl eingelegt. Hierbei gehen wertvolle Inhaltsstoffe in das Pflanzenöl über und unterstützen dessen Wirkung. Calendulaöl hat besonders hautpflegende und schützende Eigenschaften. Es hilft insbesondere bei empfindlicher und trockener Haut. Das Öl wirkt entzündungshemmend, antibakteriell, wundheilend und fördert einen guten Vernarbungsprozess. Des Weiteren aktiviert es den Hautstoffwechsel und die Kollagenbildung. Außerdem ist es hilfreich bei entzündlichen Veränderungen der Mundschleimhaut.

Für die Babypflege ist es bestens geeignet, vor allem wenn die Po-Haut des Kindes durch das Windeltragen strapaziert ist. Es beruhigt die angegriffene Haut und fördert den Wundheilungsprozess. Schon für die Kleinsten kann Calendulaöl für die Wind- & Wetterpflege im Gesicht und an den Händchen eingesetzt werden. Auch alle älteren Kinder sind bei Wind und Kälte durch dieses Öl insbesondere im Winter sehr gut geschützt.

Johanniskrautöl

Hypericum perforatum

Das wärmende Rotöl

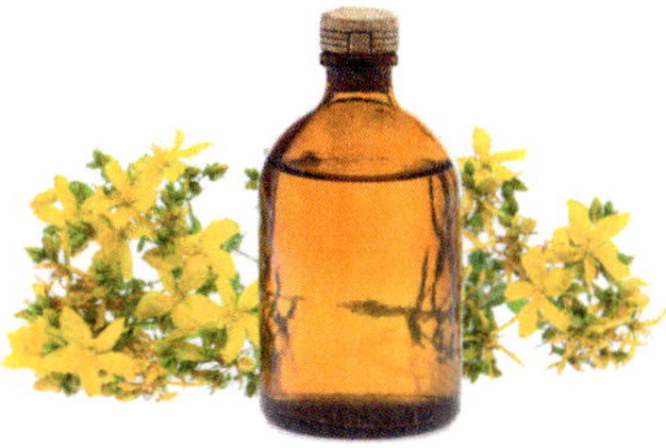

Herkunft: Europa u. a.
Gewinnung: Mazeration
Farbe des Öls: rötlich, braun
Duft: würzig, krautig
Haltbarkeit: ca. 2 Jahre

	Einsatzgebiet	Unterstützende Eigenschaften
Körperlich	Brustöl, Muskelentspannung, Erkältungsmischungen	Schmerzlindernd, durchblutungsfördernd, entzündungshemmend, wärmend

Johanniskrautöl ist ein Mazerat der Blüten des getüpfelten Johanniskrauts in Olivenöl. Wegen seiner rötlichen Farbe wird es auch als „Rotöl" bezeichnet. Dank seiner schmerzlindernden und muskelentspannenden Wirkungen wird es in der Schwangerschaft für lindernde Rücken- und Schulteröle bei Verspannungen eingesetzt. Aufgrund seines wundheilenden, entzündungshemmenden und hautpflegenden Effekts dient es als Grundlage für Narbenöle. Auch für Erkältungsöle, z. B. fürs Baby, eignet sich Johanniskrautöl als Basisöl, da es sich auf der Haut leicht warm anfühlt. Johanniskrautöl wird nachgesagt, dass es photosensibilisierend wirkt, also die Haut besonders lichtempfindlich macht und diese somit anfälliger für beispielsweise Sonnenbrand wird. Laut einer Untersuchung von Prof. Dr. med. Schempp an der Universität Freiburg hat Johanniskrautöl keine klinisch relevanten photosensibilisierenden Wirkungen auf die Haut. Dennoch sollte man bei Babys und Kindern vorsichtig sein, da ihre Haut sehr viel sensibler ist als bei den erwachsenen Probanden der Untersuchung. Am sichersten ist es, das Kind nach einer Behandlung mit Johanniskrautöl für ca. vier Stunden nicht der Sonne auszusetzen.

Mandelöl

Prunus dulcis var. dulcis

Das sanft pflegende Hautöl für die ganze Familie

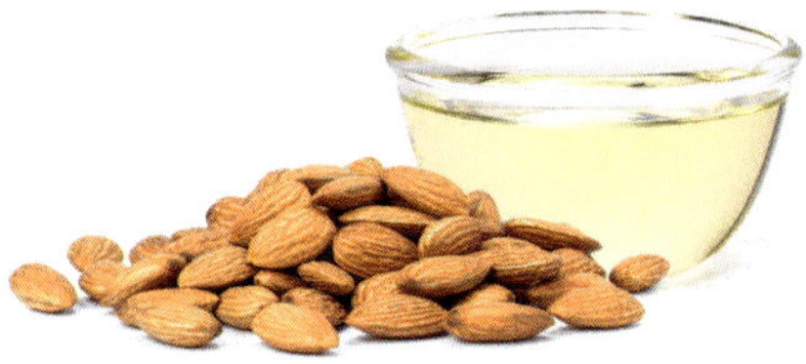

Herkunft: Mittelmeerländer u. a.
Gewinnung: Kaltpressung
Farbe des Öls: hellgelb
Duft: mild, leicht nussig
Haltbarkeit: ca. 1 Jahr

	Einsatzgebiet	Unterstützende Eigenschaften
Körperlich	Bei Juckreiz; zur Haut- und Haarpflege	Entzündungshemmend, hautberuhigend und -pflegend, juckreizlindernd, zellregenerierend

Mandelöl wird aus den Früchten des „Süßen Mandelbaums“ (Prunus dulcis var. dulcis) gewonnen. Das milde, pflegende Hautöl darf nicht mit Ölen oder Aromen der Früchte des Bittermandelbaums (Prunus dulcis var. amara) verwechselt werden. Aus diesem Grund wird Mandelöl häufig auch als „süßes Mandelöl“ auf dem Markt angeboten.

Das kalt gepresste, hellgelbe Öl wird bereits seit der Antike als Klassiker in der Haut- und Schönheitspflege eingesetzt. Es pflegt und stärkt empfindliche, trockene Haut und ist sehr gut verträglich, weshalb es für alle Hauttypen geeignet und in der Baby- und Kleinkindpflege sehr beliebt ist. Durch seinen milden Duft wird es gerne als Basisöl für Körper- und Massageölmischungen mit ätherischen Ölen verwendet. Es zieht besonders gut in die oberste Hautschicht ein und bewahrt die natürliche Hautfeuchtigkeit. Es lohnt sich, zu Beginn der Schwangerschaft eine größere Menge zu besorgen. Fast alle Rezepturen, die in diesem Buch mit einem fetten Öl angesetzt werden, können auch mit Mandelöl verwirklicht werden. Aprikosenkernöl ist in seiner Zusammensetzung recht ähnlich. Es wird deshalb zur Baby- und Gesichtshautpflege gerne verwendet.

Sheabutter

Butyrospermum parkii

Der hautschützende Balsam

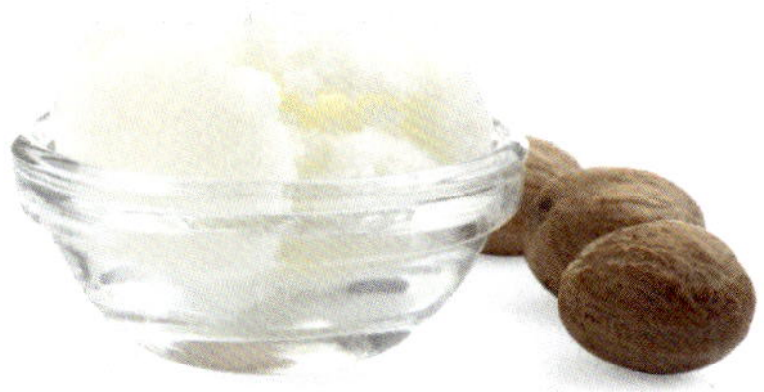

Herkunft: Burkina Faso, Ghana u. a
Gewinnung: Kaltpressung
Farbe der Butter: weiß bis gelblich
Duft: nussig, vanilleartig
Haltbarkeit: ca. 1½ Jahre

	Einsatzgebiet	Unterstützende Eigenschaften
Körperlich	Bei Dehnungsstreifen, Hautkrankheiten, Narben; zur Haut- & Lippenpflege	Feuchtigkeitsbindend, hautberuhigend, -glättend, -pflegend, -regenerierend & -schützend

Die Sheabutter, auch Karitébutter genannt, wird aus den Nüssen des Karitébaums überwiegend in Westafrika vor allem von den Frauen aus der Region in einem aufwendigen Prozess gewonnen.

Da unbehandelte Sheabutter eine gelblich Farbe und einen typischen, oftmals leicht säuerlichen Duft hat, wird sie von vielen Herstellern durch Raffination gereinigt. Durch die Raffination gehen jedoch auch wichtige Inhaltsstoffe verloren, die für die unterstützende Wirkung auf die Haut eine große Rolle spielen. So enthält rohe Sheabutter beispielsweise noch wertvolle sekundäre Pflanzenstoffe. Beim Kauf ist es deshalb wichtig, darauf zu achten, dass es sich um unbehandelte Sheabutter handelt.

Die Butter dient als Basis für Salben, die die Haut wie eine Hülle schützen. Sheabutter ist besonders verträglich, schützt Babys vor Wind und Wetter und macht dünne Haut widerstandsfähiger. Gleichzeitig bindet sie Feuchtigkeit, macht verhornte Stellen wieder zart und hat sich zur Vorbeugung von Dehnungsstreifen in der Schwangerschaft bewährt. Bei Verletzungen und Entzündungen unterstützt sie den Heilungsprozess, sie beruhigt Hautirritationen und macht alte Narben elastischer.

Übersicht: Ätherische Öle von A–Z

Ätherisches Öl	1. Trimester	2. Trimester	3. Trimester	Geburt
Benzoe Siam *Styrax tonkinensis*	Duft: ja Haut: 1%ig	Duft: ja Haut: 1%ig	Duft: ja Haut: 1%ig	Duft: ja Haut: 1%ig
Bergamotte *Citrus bergamia*	Duft: ja Haut: nein	Duft: ja Haut: nein	Duft: ja Haut: nein	Duft: ja Haut: nein
Cajeput *Melaleuca l. var. cajuputi*	Duft: ja Haut: 1%ig	Duft: ja Haut: 1%ig	Duft: ja Haut: 1%ig	Duft: ja Haut: 1%ig
Grapefruit *Citrus paradisi*	Duft: ja Haut: nein	Duft: ja Haut: nein	Duft: ja Haut: nein	Duft: ja Haut: nein
Ho-Blätter *Cinnamomum camphora CT. L.*	Duft: ja Haut: 1%i-g	Duft: ja Haut: 1%ig	Duft: ja Haut: 1%ig	Duft: ja Haut: 1%ig
Immortelle *Helichrysum ital.*	Duft: ja Haut: 1%ig	Duft: ja Haut: 1%ig	Duft: ja Haut: 1%ig	Duft: ja Haut: 1%ig
Ingwer (dest.) *Zingiber officinale*	Duft: ja Haut: 1%ig	Duft: ja Haut: 1%ig	Duft: ja Haut: 1%ig	Duft: ja Haut: 1%ig
Jasmin 4 % Jasminum grandiflorum	Duft: ja Haut: 1%ig	Duft: ja Haut: 1%ig	Duft: ja Haut: 1%ig	Duft: ja Haut: 1%ig
Kamille blau *Chamomilla recutita*	Duft: ja Haut: 1%ig	Duft: ja Haut: 1%ig	Duft: ja Haut: 1%ig	Duft: ja Haut: 1%ig
Kamille römisch *Chamaemelum nobile*	Duft: ja Haut: 1%ig	Duft: ja Haut: 1%ig	Duft: ja Haut: 1%ig	Duft: ja Haut: 1%ig
Koriandersamen *Coriandrum sativum*	Duft: ja Haut: 1%ig	Duft: ja Haut: 1%ig	Duft: ja Haut: 1%ig	Duft: ja Haut: 1%ig

Baby 0–6 Monate	Baby 6–12 Monate	Anwendung körperlich //psychisch	Haltbarkeit nach Flaschenöffnung
Duft: Rezeptur Haut: 0,25%ig	Duft: Rezeptur Haut: 0,5%ig	Hautpflege, Husten, gerötete Haut im Windelbereich// Schlaflosigkeit, Unruhe	12 Monate
Nein	Nein	Ängste, Schlaflosigkeit, Unruhe, depr. Verstimmungen	6 Monate
Duft: Rezeptur Haut: nein	Duft: Rezeptur Haut: Rezeptur	Erkältung, Rückenschmerzen // Konzentrationsmangel	6 Monate
Nein	Duft: ja Haut: nein	Ödeme // Ängste, Stress	6 Monate
Duft: ja Haut: 0,25%ig	Duft: ja Haut: 0,5%ig	Erkältung, Hautpflege // Erschöpfung, Stress	6 Monate
Nein	Duft: ja Haut: 0,5%ig	Blaue Flecken, Erkältung // Ängste, Stress, Erschöpfung	12 Monate
Nein	Nein	Blähungen, Übelkeit, Verstopfung // Erschöpfung	9 Monate
Nein	Nein	Geburtsvorbereitung // Stress, Nervosität, Unruhe	12 Monate
Nein	Nein	Dammpflege, Hautpflege // Stress, Schlaflosigkeit	12 Monate
Duft: Rezeptur Haut: 0,25%ig	Duft: Rezeptur Haut: 0,5%ig	Hautpflege, zahnende Kinder, entzündete Hautstellen // Nervosität, Reizbarkeit	12 Monate
Duft: nein Haut: Rezeptur	Duft: nein Haut: Rezeptur	Blähungen // Erschöpfung	12 Monate

Übersicht: Ätherische Öle von A–Z

Ätherisches Öl	**1. Trimester**	**2. Trimester**	**3. Trimester**	**Geburt**
Lavendel fein *Lavandula angustifolia*	Duft: ja Haut: 1%ig	Duft: ja Haut: 1%ig	Duft: ja Haut: 1%ig	Duft: ja Haut: 1%ig
Limette *Citrus aurantiifolia*	Duft: ja Haut: nein	Duft: ja Haut: nein	Duft: ja Haut: nein	Duft: ja Haut: nein
Majoran *Origanum majorana*	Duft: ja Haut: 1%ig	Duft: ja Haut: 1%ig	Duft: ja Haut: 1%ig	Duft: ja Haut: 1%ig
Mandarine rot *Citrus reticulata*	Duft: ja Haut: 1%ig	Duft: ja Haut: 1%ig	Duft: ja Haut: 1%ig	Duft: ja Haut: 1%ig
Muskatellersalbei *Salvia sclarea*	Duft: ja Haut: Rezeptur	Duft: ja Haut: Rezeptur	Duft: ja Haut: Rezeptur	Duft: ja Haut: Rezeptur
Neroli 10 % *Citrus aurantium ssp. amara*	Duft: ja Haut: 1%ig	Duft: ja Haut: 1%ig	Duft: ja Haut: 1%ig	Duft: ja Haut: 1%ig
Orange *Citrus sinensis*	Duft: ja Haut: 1%ig	Duft: ja Haut: 1%ig	Duft: ja Haut: 1%ig	Duft: ja Haut: 1%ig
Palmarosa *Cymbopogon martinii*	Duft: ja Haut: 1%ig	Duft: ja Haut: 1%ig	Duft: ja Haut: 1%ig	Duft: ja Haut: 1%ig
Patchouli *Pogostemon cablin*	Duft: ja Haut: 1%ig	Duft: ja Haut: 1%ig	Duft: ja Haut: 1%ig	Duft: ja Haut: 1%ig
Pfefferminze *Mentha x piperita*	Duft: Rezeptur Haut: Rezeptur	Duft: Rezeptur Haut: Rezeptur	Duft: Rezeptur Haut: Rezeptur	Nein
Rose 10 % *Rosa damascena*	Duft: ja Haut: 1%ig	Duft: ja Haut: 1%ig	Duft: ja Haut: 1%ig	Duft: ja Haut: 1%ig

Baby 0–6 Monate	Baby 6–12 Monate	Anwendung körperlich //psychisch	Haltbarkeit nach Flaschenöffnung
Duft: Rezeptur Haut: 0,25%ig	Duft: Rezeptur Haut: 0,5%ig	Hautpflege, Schmerzen // Ängste, Nervosität, Schlaflosigkeit	12 Monate
Nein	Nein	Übelkeit // Stimmungs-schwankungen, Stress	6 Monate
Nein	Duft: nein Haut: 0,5%ig	Vorwehen, Spannungs-kopfschmerzen // Ängste, Erschöpfung, Schlaflosigkeit	9 Monate
Duft: Rezeptur Haut: Rezeptur	Duft: Rezeptur Haut: Rezeptur	Lymphstau, Übel-keit // Stress, Unruhe, Schlaflosigkeit	6 Monate
Nein	Nein	Dammmassage // Ängste, Erschöpfung	9 Monate
Duft: Rezeptur Haut: 0,25%ig	Duft: Rezeptur Haut: 0,5%ig	Erkältung, Hautpflege // Ängste, depressive Verstimmung	9 Monate
Duft: Rezeptur Haut: Rezeptur	Duft: Rezeptur Haut: Rezeptur	Verdauungsstörungen, Übel-keit // Ängste, Nervosität	6 Monate
Duft: ja Haut: 0,25%ig	Duft: ja Haut: 0,5%ig	Hautpflege // Ängste, Nervosität	9 Monate
Nein	Nein	Hautpflege, Hämorrhoiden // Ängste, Stress	9 Monate
Nein	Nein	Übelkeit, Kopfschmerzen // Konzentrationsschwäche	12 Monate
Duft: Rezeptur Haut: 0,25%ig	Duft: Rezeptur Haut: 0,5%ig	Hautpflege, Babypflege, Geburt // Ängste, depressive Verstimmung, Reizbarkeit	12 Monate

Übersicht: Ätherische Öle von A–Z

Ätherisches Öl	1. Trimester	2. Trimester	3. Trimester	Geburt
Rosengeranie *Pelargonium graveolens*	Duft: ja Haut: 1%ig	Duft: ja Haut: 1%ig	Duft: ja Haut: 1%ig	Duft: ja Haut: 1%ig
Rosmarin CT Cineol *Salvia rosmarinus CT. Cineol*	Duft: Rezeptur Haut: Rezeptur	Duft: Rezeptur Haut: Rezeptur	Duft: Rezeptur Haut: Rezeptur	Nein
Sandelholz *Santalum album*	Duft: ja Haut: 1%ig	Duft: ja Haut: 1%ig	Duft: ja Haut: 1%ig	Duft: ja Haut: 1%ig
Vanilleextrakt *Vanilla planifolia*	Duft: ja Haut: 1%ig	Duft: ja Haut: 1%ig	Duft: ja Haut: 1%ig	Duft: ja Haut: 1%ig
Wacholder *Juniperus communis*	Duft: ja Haut: 1%ig	Duft: ja Haut: 1%ig	Duft: ja Haut: 1%ig	Duft: ja Haut: 1%ig
Wacholderbeere *Juniperus communis*	Duft: ja Haut: 1%ig	Duft: ja Haut: 1%ig	Duft: ja Haut: 1%ig	Duft: ja Haut: 1%ig
Ylang Ylang *Cananga ordorata*	Duft: ja Haut: 1%ig	Duft: ja Haut: 1%ig	Duft: ja Haut: 1%ig	Duft: ja Haut: 1%ig
Zitrone *Citrus limon*	Duft: ja Haut: Rezeptur	Duft: ja Haut: Rezeptur	Duft: ja Haut: Rezeptur	Duft: ja Haut: Rezeptur
Zypresse *Cupressus sempervirens*	Duft: ja Haut: 1%ig	Duft: ja Haut: 1%ig	Duft: ja Haut: 1%ig	Duft: ja Haut: 1%ig

Baby 0–6 Monate	Baby 6–12 Monate	Anwendung körperlich //psychisch	Haltbarkeit nach Flaschenöffnung
Duft: ja Haut: 0,25%ig	Duft: ja Haut: 0,5%ig	Hautpflege // Ängste, Erschöpfung	12 Monate
Nein	Nein	Erkältung // Konzentrationsschwäche, Müdigkeit	6 Monate
Nein	Nein	Hämorrhoiden, Hautprobleme, // Ängste, depressive Verstimmung	12 Monate
Duft: ja Haut: 0,25%ig	Duft: ja Haut: 0,5%ig	Bauchschmerzen (seelische) // Ängste, depressive Verstimmung	9 Monate
Nein	Nein	Muskeln // Ängste, Erschöpfung, Unruhe	9 Monate
Nein	Nein	Ödeme // Ängste, Erschöpfung, Unruhe	9 Monate
Nein	Nein	Hautpflege, Geburtsvorbereitung // Ängste, Anspannung, Schlaflosigkeit	12 Monate
Nein	Nein	Raumluftreinigung // Ängste, depressive Verstimmung	6 Monate
Nein	Nein	Erkältung, Ödeme // Konzentrationsstörungen, stressbedingte Erschöpfung	9 Monate

Register / Rezepturen

Literaturverzeichnis

Beier. C, Demleitner M., Hamm D., Danner H.: Aromapraxis Heute. Therapeutische Anwendung und Monografien, Urban u. Fischer, 2022

Braunschweig, Ruth von: Pflanzenöle – Über 50 starke Helfer für Genuss und Schönheit, Stadelmann Verlag, überarbeitete Auflage 2020

Frasnelli, J.: Wir riechen besser als wir denken. Wie der Geruchssinn Erinnerungen prägt, Krankheiten voraussagt und unser Liebesleben steuert, Molden Verlag, Verlagsgruppe Styria GmbH & Co. KG, erweiterte Auflage 2021

Herber, S.: Basics Ätherische Öle. Grundwissen, Aromapflege-Mischungen & Co, Joy Verlag 2019

Herber, S.; Zimmermann, E.: AromaMama, Aromatherapie Magazin (1–7) rund um Mutter und Kind, Eigenverlag

Herber, S.; Zimmermann, E.: Aromatherapie für Kinder, Eugen Ulmer Verlag, 2018

Hess, P.: Naturkosmetik. Natürliche Pflege für den ganzen Körper. Zum selber machen. 3. Auflage 2019, Eigenverlag

Höfer, S.; Scholz, Dr. Med. A.: Meine Schwangerschaft – Tag für Tag faszinierende Bilder und umfassender Rat, Gräf und Unzer Verlag GmbH, 2014

Keller, V.; Leube, A.; Merbele, J.: So duftet Glück. Natürlich durchs Leben mit ätherischen Ölen, Knaur Balance, 2019

Mongan, M. F: HypnoBirthing. Der natürliche Weg zu einer sicheren, sanften und leichten Geburt, Mankau Verlag, 2021

Pause, Prof. Dr. B. M.: Alles Geruchssache. Wie unsere Nase steuert was wir wollen und wen wir lieben, Piper Verlag GmbH, München 2020

Stadelmann, I.: Die Hebammen-Sprechstunde, Stadelmann Verlag, Erweiterte und aktualisierte Ausgabe 2018

Thumm, A; Kettenring, M.: Zitrusdüfte – Die Heilkraft der ätherischen Öle von Orange, Zitrone, Limette & Co., Joy Verlag, 2021

Thumm, A.; Kettenring, M.: Waldmedizin – Die Heilkraft der ätherischen Baumöle, Joy Verlag 2018

Uhlemayr, U.: Wickel & Co. Bärenstarke Hausmittel für Kinder, Urs-Verlag, 2019

Zimmermann, E.: Aromatherapie für Pflege- und Heilberufe. Kursbuch für Ausbildung und Praxis, Überarbeitete Auflage 2022

Kontakte der Interview-Partnerinnen:

Ursula Uhlemayr
www.wickel-co.de
info@wickel-co.de
Tel.: 08376 9769467

Gabriele Mooser, Hebamme
Tel.: 08363 9292676

Christine Fischer
HypnoBirthing Allgäu
www.hypnobirthing-allgaeu.de
info@hypnobirthing-allgaeu.de
Tel.: 0160 91165424
Weidenweg 2, 86879 Wiedergeltingen

Katalin Kamala Lubina
www.kamala-yoga.eu
info@kamal-yoga.eu
Tel.: 0831 57311277

Julia Wiedemann, Hebamme
Tel.: 0831 9604940
An der Halde 6, 87471 Durach

Hersteller von naturreinen ätherischen Ölen, Hydrolaten und fetten Pflanzenölen

Bahnhof-Apotheke
www.bahnhof-apotheke.de

Primavera Life GmbH
www.primaveralife.com

Jophiel Aromaöle
www.jophiel-aromaoele.de

Taoasis
www.taoasis.de

Feeling
www.feeling.at

Farfalla
www.farfalla.eu

Onlineshops mit aromatherapeutischen Produkten

Aromapflege
www.aromapflege.com

ViVere Aromapflege
www.shop-vivere.de

Aromaris
www.aromaris.de

Leerfläschchen, Wickel

Rosa Heinz
www.rosa-heinz.de

Wickel & Co
Ursula Uhlemayr
https://www.wickel-co.de

Dank

Bedanken möchte ich mich bei allen Menschen, die dieses Buch möglich gemacht haben. Dank an meine Kolleg*innen und vor allem an dich, Anusati, dass du mich auf diesen Weg gebracht hast und auch während der Erstellung des Manuskripts immer ein offenes Ohr für mich hattest.

Vielen Dank, Feliza und Thomas vom Verlag, für euer Vertrauen und die gute Zusammenarbeit. Für das wunderbare Lektorat danke ich Anette von Löwenstern. Meinen Interviewpartnerinnen danke ich für ihre interessanten Blickwinkel und Tipps. Das Feedback aller Testleserinnnen und Produkttesterinnen war sehr wertvoll für mich, genauso wie die Unterstützung durch Johannes und meine Familie. Meine Kinder in guten Händen zu wissen, war ein sehr wichtiger Teil bei der Entstehung des Buches, deshalb vielen Dank an Lindi, Mama, Papa und Carina.

Julia

Bildnachweis:

Umschlag: © Colourbox, U1; © Shutterstock: U4; © Primavera Life: Foto Autorin, Klappe
Inhalt: © Primavera Life: S. 7, 9; © Julia Wiedemann S. 35; © Gabriele Mooser: S. 49; © Christine Fischer: S. 57; © Katalin Kamala Lubina: S. 71; © Urusla Uhlemayr: S. 93; © Yvonne Bareiß: S. 99; © Adobe Stock: S. 59; © Shutterstock: S. 2, 6, 20-21, 22, 27, 28, 36, 41, 42, 50, 52, 60, 64, 67, 68, 69, 72, 73, 74, 78, 83, 87, 90, 95, 96, 98, 101, 104, 105, 106, 107, 108, 109, 110, 111, 112, 113, 114, 115, Hintergrund: S.4-5, 23, 37, 43, 53, 61, 79, 102-103

Haftungsausschluss

Die Autorin und der Verlag übernehmen keine Haftung für Schäden jedweder Art, die direkt oder indirekt bei der Anwendung der in diesem Buch vorgestellten Behandlungsmaßnahmen entstehen können. Bei unklaren Beschwerden oder ernsthaften Erkrankungen sollte immer ärztlicher oder naturheilkundlicher Rat eingeholt werden.

Impressum

Bibliografische Informationen der Deutschen Bibliothek:
Die Deutsche Bibliothek verzeichnet diese Publikation in der Deutschen Nationalbibliografie; detaillierte bibliografische Daten sind im Internet über://dnb.ddb.de abrufbar.

Die in diesem Buch enthaltenen Empfehlungen und Angaben sind von der Autorin mit größter Sorgfalt zusammengestellt und geprüft worden. Eine Garantie für die Richtigkeit der Angaben kann aber nicht gegeben werden. Autorin und Verlag übernehmen keine Haftung für Schäden und Unfälle. Bitte setzen Sie bei der Anwendung der in diesem Buch enthaltenen Empfehlungen Ihr persönliches Urteilsvermögen ein.
Der Verlag Eugen Ulmer ist nicht verantwortlich für die Inhalte der im Buch genannten Websites.

Wollgrasweg 41, 70599 Stuttgart (Hohenheim)
E-Mail: info@ulmer.de
Internet: www.ulmer.de
Lektorat: Anette von Löwenstern
Umschlaggestaltung, Satz und Layout: Feliza K.-von Beckerath
Druck: AZ Druck und Datentechnik GmbH, Kempten
Printed in Germany

FSC
www.fsc.org
MIX
Papier | Fördert gute Waldnutzung
FSC® C008457

ISBN 978-3-8186-2488-0